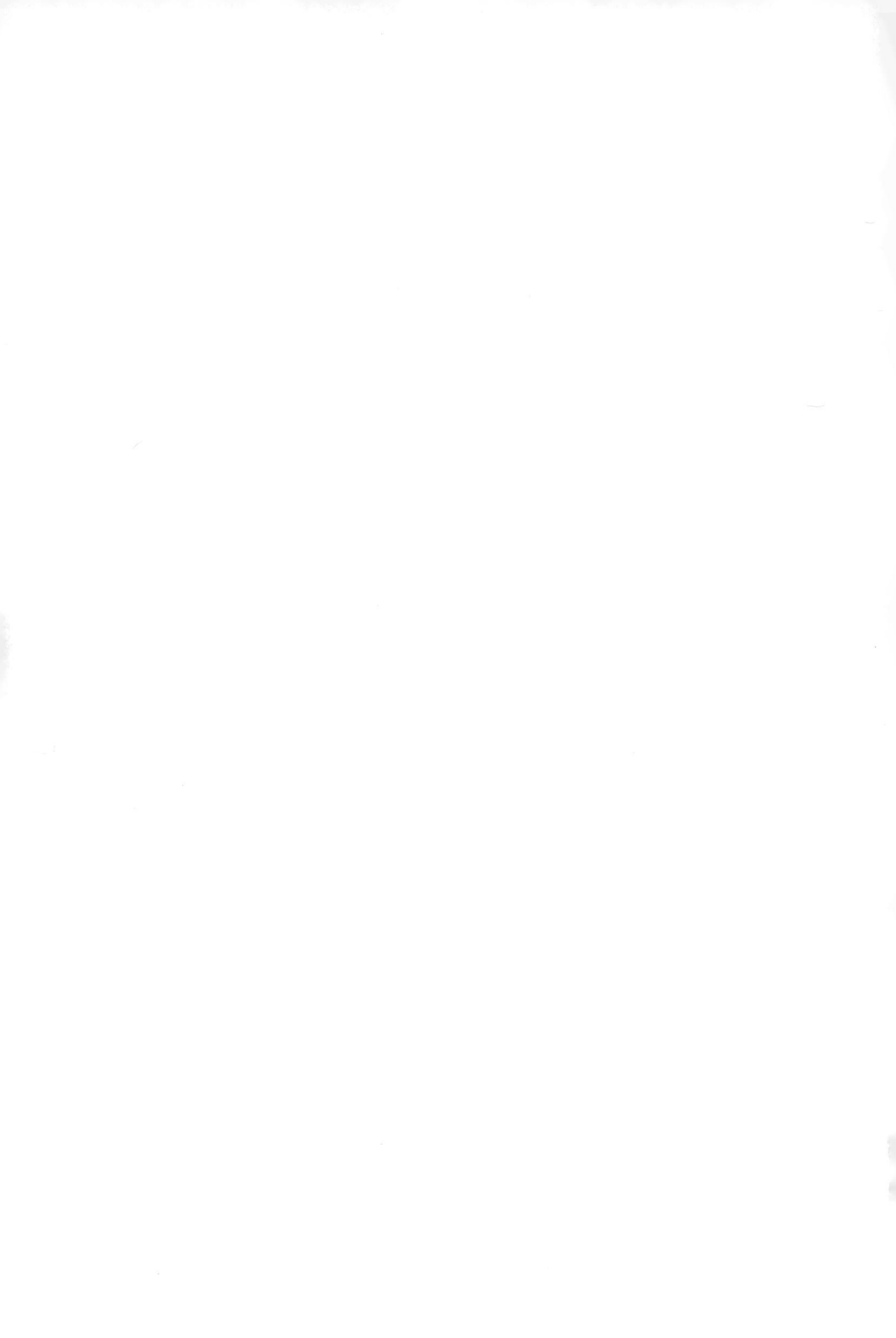

思春期青年期ケース研究 8

虐待と思春期

○

本間博彰・岩田泰子　責任編集
思春期青年期ケース研究編集委員会編

岩崎学術出版社

「思春期青年期ケース研究」編集委員

小倉　　清（クリニックおぐら）

乾　　吉佑（専修大学）　　　　　　井上　洋一（大阪大学）

岩田　泰子（県立神奈川こども医療センター）　　牛島　定信（東京慈恵会医科大学）

生地　　新（日本女子大学）　　　　笠原　敏彦（国立国際医療センター）

狩野力八郎（東海大学）　　　　　　川谷　大治（川谷医院）

神庭　重信（山梨医科大学）　　　　北西　憲二（森田療法研究所）

齊藤万比古（国立精神・神経センター）　坂口　正道（東京都立府中病院）

渋沢田鶴子（コロンビア大学・ニューヨーク）　清水　將之（日本子どもの未来研究所）

生島　　浩（福島大学大学院教育学研究所）　高橋　俊彦（名古屋大学）

舘　　哲朗（東海大学）　　　　　　館　　直彦（東京慈恵会医科大学）

堤　　　啓（福岡大学）　　　　　　中村　伸一（中村心理療法研究室）

中村留貴子（千駄ヶ谷心理センター）　中安　信夫（東京大学）

成田　善弘（椙山女学園大学）　　　樋口　輝彦（昭和大学藤が丘病院）

本間　博彰（宮城県子ども総合センター）　溝口　純二（東京都精神医学総合研究所）

村上　靖彦（名古屋大学）　　　　　守屋　直樹（社会保険埼玉中央病院）

若林愼一郎（金城学院大学）

刊行にあたって

　思春期青年期ケース研究のシリーズを刊行するにあたり，若干の事柄にふれておきたい。

　わが国で思春期・青年期の症例が臨床の場で扱われるようになって，もうかなりの年月がたっている。そして今日においては，好むと好まざるとを問わず，精神科臨床に携わっている者は，等しくこの年齢群の人びとに出会うことになってきているのが実情であろう。それにしたがって，これまでにも思春期青年期精神医学に関する成書，手引書，解説書などの刊行は，翻訳されたものも含めて，もうかなりの数にのぼっているといってよい。それにもかかわらずというべきか，それとも，それだからこそというべきか，もっと臨床の実際に即したものに接したいという希望が多くなってきているという指摘が強くある。さまざまの立場の臨床家による，さまざまの臨床のありようをお互いに示しあい，お互いから学ぶということがあってもよいのではないかという声である。そこがこのシリーズの出発点になっているわけである。

　本シリーズでは理論について云々するよりも個々の治療者の持ち味，個性，考え方などを臨床例をとおして，よくもわるくも生々しく提示していただくということを目的としている。臨床の場でなされたままをさらけ出すのである。そうでなければ臨床例集としての意味が薄れると思えるからである。しかしそこですぐに問題になるのは，クライエントの秘密の保持ということである。この点に関しては各執筆者に最大限の配慮をお願いすることになった。実際，その点が一番の苦労を要したところであったと言えるのではなかろうか。クライエントの秘密を守ることと，そして臨床例から学ぶということの重さをはかることである。このことは今後ともに，

このシリーズの最大の眼目となるであろう。

　この企画のすすめ方については，本筋，以下のようにとりきめている。各シリーズの執筆の仕方や構成は，窮屈に統一したものとはせず，編集を担当する方の裁量にまかせる。たとえば，各執筆者をまじえての座談会を最後にのせるとか，一例一例についてのコメントを編者に書いていただく。あるいは，全体を通してコメントを書いていただく。また症例によっては編集担当以外の方にコメントをいただくという具合である。場合によってはそういうコメントに対して執筆者が御自分の意見なり感想をさらに述べていただくこともありうる。その他の工夫もまたありうるであろう。

　このシリーズは，今後年2回の刊行を予定している。思春期・青年期の臨床に携わっておられる多くの方々のお役にたつことを願っている。

思春期青年期ケース研究編集委員会

序　文

　本書は児童虐待症例の治療の経過とその振り返りを論じたものである。また，後半は多くの被虐待児の措置先，つまり親と離れたときの生活の場となる児童養護施設の職員が被虐待児とどのような関わりの中で奮闘しているかを，座談会の記録を通して書き記したものである。症例の中身は，市町村の母子保健と連携して行った乳幼児期の母子治療，入院による危機介入と治療，子どもの精神科病棟での本格的な入院治療，児童相談所の危機介入と長期にわたった取り組みの経過，性的虐待のサバイバーに対する外来治療，そして虐待の世代連鎖に苦しむ母親の治療からなり，いずれもこれから本格的に始まるであろう児童虐待の治療の参考となる事例である。そして，本書の筆者は，児童相談所の児童福祉司と心理判定員，児童相談所嘱託医，開業精神科医，子ども病院精神科看護者，そして総合病院の精神科所属のカウンセラーといった多彩な顔ぶれである。どの症例にも筆者らのすばらしい臨床の足跡が記され，頭の下がる思いで岩田と本間がコメントを書かせていただいた。症例に記された虐待問題に対する取り組みは，同じく最前線の臨床で奮闘する人たちに多くのヒントや道しるべを与えてくれるものと思われる。

　どの症例も，虐待者である親は自分の親との辛く傷ついた体験が治療の枠の中で繰り返して再現されてくる。親がそういうステージに足を踏み入れながら内省を深めてゆくプロセスが描かれている。虐待者であった親は治療者に支えられながら徐々に傷ついた自分の過去に直面するようになり，虐待という親子関係から少しずつ距離を取れるようになっている。

　児童養護施設は親から保護された被虐待児に再出発する場を提供する施設である。職員は，虐待によってトラウマを受けた子どもたちが職員を相

手に外傷体験を繰り返し表現しながら，生存に向けてもがいたり，格闘する生活のお手伝いをすることになる。こうした大変な仕事をされている児童養護施設の職員の赤裸々な思いを座談会の記録として掲載した。虐待の問題は，なかなか日の当たらない世界で多くの人びとが奮闘している問題でもあり，大変貴重な意見や思いをうかがい知る記録であろう。

　児童虐待は，親に焦点を当て治療的な視点に立って概観すれば，次のような分け方ができるのではないだろうか。

　（1）育児に困りあぐねた結果として発生する虐待

　経済的困窮。育児のためとはいえ社会的に取り残されてゆくことへの不安。子どもの育て方がわからず不安を強めてゆくこと。子どもの泣き叫ぶ声はどの親にとってもいらいら感や警戒感を引き出すが，子どもの出す信号に圧倒されること。こうした，どのように子どもと関わり育ててゆくかという事柄をめぐって追いつめられることが虐待の背景をなす。

　（2）家族の葛藤や世代間伝達の結果として起こる虐待

　子育ての時期は，親にとってみれば心の中に押し込めてやりすごしてきたさまざまな問題や葛藤を子どもに投影しやすい時期である。その結果として，子どもに嫌悪感を抱いたり，嫉妬したり，あるいはその存在に圧倒され怪物にでも接するかのような不気味なイメージを抱き，そうした苦しさから子どもを排除してゆくというプロセスで虐待となってゆく。

　（3）子どもを私物化する過程の中で起こる虐待

　親の精神世界に大きな問題があるために，親なら誰しも子どもに寄せるであろう一般的な期待を越えて，子どもを自分の補助的なものとして扱ったり，自分の所属物のごとくに利用したり，あるいは一体化して支配するなどの結果として虐待に陥ってゆくもの。

　こうした事態はケースによっては以下の図のように重なりあうが，重なり具合によって虐待ケースの複雑さを形作っているように思われる。

　治療として関わる場合，上記の（1）〜（3）のようなことがらが親との間で取り扱われるテーマとなるので，虐待の親に対する治療的な関わり

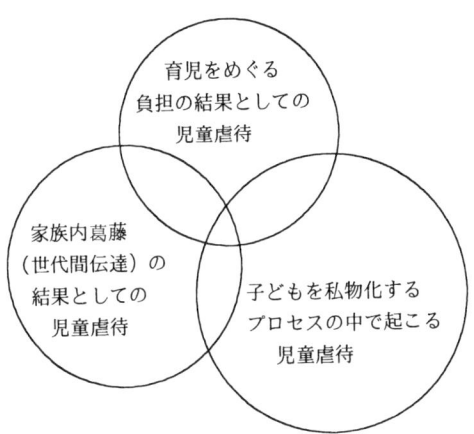

には，同時的に多くの問題を扱わなければならなくなる。経済的な支援，育児の支援，親の自己実現への支援，そして親自身の問題の解決などさまざまなことが親との間で取り扱われなければならなくなるのである。報告された事例はこうしたことが随所に行われて，治療や支援が進んでいっている。

ところで，児童虐待の初期対応としての法的な介入のあり方や立ち入り調査などの，子どもを親から保護する具体的な方法については対策が進んできたが，虐待を受けた子どものケアや治療についてはまさにこれからというところである。同様に，親の側の問題，あるいはこれから親となってゆく被虐待児が陥る可能性のある，虐待の世代間伝達という病理の解決についても重要な課題となるが，こうした治療的介入を進める上でジュリエット・ホプキンスの講演のある部分がとても参考になるので記す。

「興味深いこととして，安定した愛着を発達させることのできた子どもの親が，必ずしも幸福な子ども時代を過ごしているわけではないことが知られています。自分自身の過去の体験を掘り下げ，その意味を理解しようと取り組んでいる親もいる。その結果，自分の親に強い怒りを向けたままでいる人もいるし，親を許そうとしている人もいる。こうした現実を検討することにより，不幸な子ども時代の世代を越えた繰り返しは，大人が自

分の不幸な過去と和解できたときに避けることができる，ということが理解される。かつての自分の身の上に何が起こっていたのかを認識し，その時自分がどう感じていたのかを知り，そして，自分だけのせいで招いたのではない，自分の不幸な子ども時代の責任の一端は両親にあると認識できたとき，世代間伝達が解決されるようである」(安田生命社会事業団主催，外国講師招聘講座：乳幼児精神保健．アタッチメントの臨床的応用，平成10.11.28.)。

　児童虐待に対する関わりは，たぶん誰にとってもひどく骨の折れる仕事であろう。悲惨な親子関係に足を踏み入れてゆくなかで，親子双方の怒りや腹立たしさ，無力感，抑うつなどさまざまな感情に触れてゆかざるを得ない。向けどころのない激しい感情をぶつけられ，驚き，あきれ，時にあわてふためきながら虐待の問題に巻き込まれてゆくことも少なくない。また，虐待の実際の姿は実に悲惨で，ケースワークをする職員にとっても治療に関わる職員にとっても児童の痛々しさや虐待のおぞましさから受ける影響は計り知れない。スタッフも一緒に傷ついたり，一緒に恐怖におののくことも少なくない。つまり危機介入や治療に当たりながら，スタッフも知らず知らずのうちに心に傷を受けることになる。多くのエネルギーを要し，かつ，自らも傷つくことの多い仕事であるから，児童虐待に関わる専門家はどのようにして自分自身のエンパワーメントを図るか，自分自身を癒すかという課題にも取り組んでおかなくてはならない。彼らのバックアップ体制も論じられなくてはならない。スーパービジョンやカンファレンスが不可欠となるところである。

　さて，児童虐待の取り組みにはもう1つの側面を付け加えておく必要がある。このように児童虐待に対する取り組みを概観すると，治療者として必要な知識は多岐にわたり，技術的にも高度なモノを必要とするように思われるが，その一方で児童虐待の治療には名人はいらないように思うのである。なぜならば，児童虐待はあまりにも緊急的であり，かつ多くの人びとに対して破壊的である。そして保健婦や保育士，教師など子どもに関わ

るフィールドで働く人びとが，必ずといっていいほどしばしば巻き込まれる出来事である。こうした関係者が虐待に対する基本的な関わり方を知らなくてはならないのである。それぞれが単独ではとうていこの問題に取り組めないことが多いのである。名人ではなくて，積極的に協力協調する関わり方を知った人が増えてゆかなくてはならないのである。ここで扱った事例にはいずれも多くの関係者が登場してくる。多くの関係者の連携と協同作業によって虐待という難しい問題が取り組まれてゆく。

　児童虐待は，社会の危機的状況を映し出す鏡でもあろう。現代社会を見渡せば社会の随所で，またさまざまな局面で私たち日本人が作ってきたものが崩壊しつつある現象を目撃してしまう。たとえば，学校社会で，文化や伝統という領域で，そして人間が共存する上で不可欠なもの，たとえば，倫理観や他者を尊重することやせめて迷惑をかけないといったルールなどが壊れてきているのである。こうした社会的崩壊のプロセスと児童虐待の増悪化はどこか重なり合うように思われてならないのである。しかしその一方で児童虐待が私たちに課すもう１つのテーマは，この問題に真剣に取り組むことによって，失われつつある家族や親子関係の原点に立ち返ることができるかもしれないということである。子どもの悲劇を防ぐことの中に，私たちが自分自身を含めて回復しなければならないことに数多く出会うことになるであろう。ともかくも，こうしたさまざまな問題を内包した児童虐待問題に対して，私たちの社会は待ったなしで取り組まなくてはならない時代にあるのである。

2001年1月24日

本間　博彰

もくじ

刊行にあたって

序　文 …………………………………………………………… *3*
　●本間　博彰

① 乳幼児期の虐待とその治療 ………………………………… *11*
　──幻想を背景にした母子関係不調和の問題とその治療
　●猪又　初恵
　●編者コメント ……………………………………………… *35*

② 多動性障害と虐待 …………………………………………… *41*
　──多動性障害と虐待の悪循環に対する危機介入
　●田中　康雄
　●編者コメント ……………………………………………… *59*

③ 被虐待児の入院治療 ………………………………………… *63*
　──看護の立場から
　●福地　由紀子
　●編者コメント ……………………………………………… *84*

④ 乳児期から17年にわたった治療的介入 …………………… *89*
　──児童相談所でかかわった事例
　●村瀬　修・藤田　美枝子

●編者コメント……………………………………………………*106*

⑤　母親の心理療法過程……………………………………………*111*
　　──自分自身と子どもを受け入れるまで
　　●佐藤　千穂子
　　●編者コメント……………………………………………………*127*

⑥　性的虐待の臨床 …………………………………………………*131*
　　──精神科クリニックでの治療と援助の実際
　　●益本　佳枝
　　●編者コメント……………………………………………………*151*

座談会・児童養護施設に入所した被虐待児との関わり…………*157*

あ と が き ………………………………………………………………*168*
　　●岩田　泰子

1

乳幼児期の虐待とその治療
幻想を背景にした母子関係不調和の問題とその治療

猪又　初恵

I　はじめに

　母子保健のフィールドには、乳幼児健診とそれに引き続いてさらに詳しく乳幼児の心の発達をみていく精神発達精密健康診査があり、その実施機関である児童相談所には問題をもつ子どもの診査が市町村から依頼されてくる。そこには、一言で発達の遅れとは言い切れない、さまざまな心理的問題を抱えたケースが含まれている。虐待と言われている問題もその1つである。
　生まれながらにして発達の問題をかかえている子どもたちであればなおのこと、表面化している問題行動が、子ども自身の障害による問題なのか、それとも家族の問題を背景にしているものなのか、すぐにははっきりしない。最初にそのケースに出会った市町村の保健婦の「なにかおかしい」という臨床的気づきがきっかけとなり、児童相談所で面接を重ねていくうちにその親子の問題が明らかになってくることがある。このケースも奇妙な子どもの行動の原因を探っていくうちに、家族の抱えてきた問題が明らかになっていった。
　しかし、そのことと問題が解決の方向に向かって進んでいくこととはまた

違う。解決の方向に進むためには，同時進行的に，保健婦の関わり，施設や保育所での母子への日常的フォロー，そして親への働きかけが必要となる。

　このレポートでは，この3番目の要素について，児童相談所での面接治療がどのように行われていったのかを振り返る。また，それが治療的にどういう意味合いをもったのかを考える。

Ⅱ　症例の概要

　初めて会った時，A子は3歳8カ月で，居住地である人口10万人の中規模地方都市にある母子通園施設に在籍していた。両親は30歳前後で，以前は子ども・両親・祖母で暮らしていたが，母親は実家を出て，その頃は母親とA子の2人暮らしであった。A子は第1子で，出生時2300グラムであったが，1歳過ぎから，歩行・言葉の遅れと自分で食べない・物を投げる・自傷などの問題行動が見られ，また知的にも中度の遅れがあり，特に言語の遅れが著しいという状態であった。1歳頃母親が自ら保健婦に相談をもちかけてきたが，その後の介入がなかなかスムーズに進まず，担当保健婦が苦労するということもあった。

Ⅲ　出　会　い

　私がA子と会ったのは，その母子通園施設を訪れた時だった。朝，登園し部屋に入ると，いつもの場所，いつもの先生なのに，自分の両腕で目と耳を覆い，椅子に座って身動きしないA子が気になった。その"固まっている"姿は，周りのものすべてを拒否しているA子の意思を伝えているかのようだった。しかし，いつもの保育が始まると，その両腕にわずかな隙間ができ，そこから周囲の様子をうかがい始めているのだった。初対面の私は，どの子にもそうするように笑顔でそっと名前を呼びかけてみた。A

子はチラッと私を見たものの，さっとまた両腕で自分を覆った。私は，A子との間の"距離"が大切なことに気づいた。私のほうでその"距離"を守ると彼女はすーっと近づいてきて，私の手を取り自分の行きたい方向に私を連れて行くのだった。

同じ日に母親とも会った。彼女はまず，子育ての大変さを訴えた。子どもは，母親にとって"脅威"であった。A子はまだ話せないのに，母親には，自分を脅かす子どもからのいろいろなメッセージが伝わってくるのだった。たとえば，母親が困るようなことをわざとする時の「さあやるぞ」，やった後に母親の目の前に手を差し出し「つねられれば，おかあさんの怒りは過ぎ去るだろう」など。またその一方で母親は「小さい頃に家族の中の暴力的な場面を見せてしまい，子どもに恐怖感をもたせてしまった」ということをとても気にしていた。このとき私がもった母親の印象は"初対面の人にも自分の気持ちを言葉で率直に伝える，さばさばした人"というものだった。

Ⅳ　セラピストとしてクライエントに再び出会う

担当の保健婦と私の誘いを受け入れてくれて，その親子が児童相談所を訪れたのはそれからまもなくだった。

母親は精神発達精密健康診査（以下精健と略）の面接で子どもについて気になっていることをたくさんあげた。「小児科医に自閉症というよりも対人関係の問題があると言われたことがある。最近やっと人から物を受け取るようになった。家でも耳をふさぐ。両親が大声で話しただけで中に割り入って話をやめさせようとする。手を使わない。メロンが好きなので1年中買っている。食費がかかる。簡単な指示には従うことができる。なんでも自分でできるようにさせたい。セラピストから園の先生に，子どもはうちではいろんなことができると伝えてほしい」など。

私にとって初回面接の一番の目的は，母親に「この人とだったら子ども

のことを一緒に考えていってもいいな」と少しでも思ってもらえることである。その関係を大切にしたいので，子どもの発達段階を伝える時期についても相手の希望や状態を見て慎重に選ぶ。まして，これまでの子育てを批判することはまずない。それまでの子育ては，その人にとっていろいろな意味で精一杯のものだからであり，それを一緒に振り返ることがその問題を解決する糸口になるからである。

こうして，この親子との関わりが始まった。

V　治療経過

面接の形態はケースによって違い，母親の希望を聞いたり子どもの状態を見て判断する。母親のみの面接，子どもとのプレイや箱庭，母子同席面接がある。母子同席面接では，母親が私と話すのに夢中なときは，子どもがプレイルームで危険な目に遭わないか注意をはらわなくてはならないし，私とだけ遊ぼうとする子どもを母親の方に向かわせなくてはならないなど，結構気をつかう。しかし，母子同席面接はなによりも，その母子のリアルな関係が繰り広げられるという貴重な場面に居合わせることができるという点で，母子の問題に関わるときは望ましい形だ。このケースの場合，母親の「子どもの様子もみてほしい」という希望で初回から最終回まで母子同席面接となった。

私の場合は，できるだけ相手の感情をそのまま受けとめ，さらに深い感情にその人自身が触れることができるような働きかけができればと思って面接をしている。

では，各回の面接でこの母子とセラピストの私がどんなやりとりをしたのかを追っていきたいと思う。

1．第1回目の面接

子どもは頻繁に目や耳を手や腕で覆う。

子どもが母親の手を取ってプレイルームを連れ回す。最初，母親はそれに応じていたが「自分でやりなさい」といって応じなくなる。子どもがおもちゃの線路で遊びたいと母親をひっぱるが母親は応じない。セラピストが母親に，子どもに応じるように頼む。母親が線路をつないでやると，子どもは線路をすぐに壊した。

　母：「いつもこうなんです」（子どもに向かって）「壊すんだったらやらないよ！」。

　Th：「あきらめないで何度でもやってあげてみて」。

　"母親が作って子どもが壊す"が5〜6回続いたが，子どもの方がその場を離れてしまう。母親の気持ちを聞くと，母親は「うんざりする」と言う。

　子どもが母親の手を引いて本棚のところへ母親を連れていくが，母親はちらっと本棚に並ぶ本を見て「あんたの好きな本ない」と子どもに向かって言う。しかしセラピストに促されて子どもと一緒に本を選んで見る。見終わると子どもが母親の手を引いて本をかたづけようとするが，母親は「ひとりでやりなさい！」と子どもを突き放す。

　母：「何でも自分でやらせなきゃだめなんですよね。手をかけすぎてこうなったのだから」。

　Th：「お母さんを引っぱりまわしたいのかも」。

　母：「そうなんです。どうしてなんだろうな。しゃべれないからかな。なんでもやってもらいたがる。やってもらってあたりまえ。確かにしてあげていましたから。子どもをどういうふうに扱ったらいいか教えてもらいたい」。

　母：「この子は私とでなくてもいい。遊んでくれる人なら誰でもいい。お父さんは大声でどなるが，（子どもは父親の）首にベタベタとまきついている。私とじゃ，安心できないという感じなのだろう」。

　母：「1日が疲れる。早く食べさせて早く寝かせたい。時間だから，ふろしきに荷物を包んでハイという感じだ。子どもが寝た後に友達と長電話

をするのが楽しみ。夫もいない方がいい。夫にも手がかかる。子どもだけなら，寝てしまえば私は自由になれる」。

　母：「こうやって話していても子どもの夕食の献立を考えている。小さく生まれたので少しでも大きくしたかった。健康優良児にしたかった。友達に教育ママみたいだねと言われる。子どもが小さい頃は祖母と同居していたが，私はこの子が祖母に触れられるのがいやだった。食事も2階で2人だけでとっていた。子どもにしてみれば，食べたくないものも時間だからと無理やり食べさせられていたと思う」。

　子どもが遊んでいる最中に母親が声をかけると，叱られているわけでもないのに耳をふさいだり，手で覆ったりする。セラピストに対しても視線が合っただけで同じ行動をとる。子どもが木馬に乗っているときセラピストが近寄って声をかけるとセラピストの顔をひっかいたり，おもちゃを投げつける行動も見られる。

　1回の面接の中でも母親のいろいろな姿が浮かび上がってくる。「なぜこんなに自分の子どもとうまくいかないのだろうか」「子どもを育てるのがもういやだ」そんな叫びが聞こえてくる。その一つひとつがセラピーにとってはとても大切なテーマである。しかし，面接の最後で母親は「でもこうなったのは私のせいなのですか。過去のことは振り返っても仕方ないから，これからいいと思うことをやっていきたい」と言っており，自分の内面に触れることへの抵抗を示したように感じられた。

　またこの母親の思いの中には，子育てをしている母親なら誰にでも思い当たるものもあると思う。考察で触れようと思うが，こうした話を聞くとき，子育てをしているひとりの母親として，セラピスト自身が抱えているテーマとクライエントのテーマが重なるときは話を聞くのが大変になる。

　それにしても，私は母親の話を聞いてどうしても食事の問題は気になった。赤ちゃんにとって楽しいはずの食事の時間が，無理やり食べさせられている時間になっていたという事に驚きをもった。暴力ではないけれど，

このとき私の中に"虐待"の二文字が浮かんできた。

2．第2回目の面接

　この回は両親で来所した。父親はプレイルームのおもちゃを使いながら子どもと上手に遊んでいる。子どももニコニコとし、手で覆うことがほとんど見られない。その様子を母親が見て「父親はこれといったことはしてないのに子どもがなつく。私のほうが飲み食わせしてるのに」と言った。

　母子が木馬の所へ行き、母親が子どもの足をかけさせたり把手を握らせたりして、何回か揺らしてやる。まもなく子どもは木馬から降りてボールプールのほうへ歩いていくが、母親が途中で三輪車を見つけ子どもの背中に声をかける。

　母：「ほら、これ乗ってみたら。こぐ力もつけたほうがいいから」。

　Th：「A子はボールをさわりたいんじゃないかな？」。

　母：「そうなんだよね。私こぐ力もつけさせたいから、三輪車の方へ目が移ってしまう」。

　子どもが紐付きの犬の乗り物に乗り、紐を母親の方に差し出し、もう一方の指でセラピストの方を指差す。

　Th：「ほら、A子が何か言っているよ。私のところまでお母さんに紐を引っ張っていってほしいということじゃない？」。

　母：「だから私ぜんぜんわからないんですよね」。

　母子がボールプールの中に入り、母親が「赤いのどれ？」といって子どもに赤いボールを選ばせ、色を教えようとしている。子どもがボールをプールの外にポンと投げると、母親は「こうやって、もうやめてしまうんです」と関わるのがいやになっている。セラピストがボールを床にたくさんころがしてやると、子どもが喜ぶのを見て母親が「ああ、そうするんですね」と言う。

　母親とセラピストが子どもを乗せてネットブランコをしてやると、子どもが母親の顔を指差しながらずっと揺らされている。それを見て母親は

「以前は怖がってこんなことできなかった」とつぶやく。母親が自分から子どもにネットをかぶせると，子どもはニコニコした。それを母親に伝えるが，母子の身体は離れている。もっと母子の遊びを盛り上げるために，セラピストが声をかける。

Th：「こんなとき私だったら抱いたり，くすぐったりするなあ。楽しく遊ぶには，こっちもいっしょに子どもになるといいよね」。

この言葉を聞いて母親が子どもを抱きよせた。

母：「そうなんですよね。私は大人と子どもになっている。私はおまえを育てているんだぞというふうになっている」。

母：「食事のことが頭から離れない。病気をしないか気になる。バカみたいですね。でもやめられない。ああいうふうになったのも自分のせいかなって。3歳まで抑え込んでいたから」。

Th：「抑えこんでいたって？」。

母：「1歳半で別居したが，同居していたときは2階から下ろさなかったし，その後も部屋から出さなかった。子どものことで夫とけんかをすると，子どもが耳をふさぐので，子どもに悪いからと夫は1人で実家に戻った。子どもの食事を出してやると，子どもは手で払って床にひっ繰り返す。今は食べたくないのかなと思って，しばらくしてから出すとまた手で払う。それの繰り返しだ」。

Th：「そのときどんな気持ちになる？」。

母：「もう，やめてえという感じだ」。

Th：「どうしてそんなに食べさせたいの？」。

母：「大きくして，丈夫にしてと思うんです。自分には負けたくないという気持ちがあるんです」。

母：「楽になりたい」。

Th：「お母さんが楽になるってどんなことかな？」。

母：「楽になるってことは，子どもにかまわないこと。でもそれは，子どもを見捨てることで。見捨てられたらA子がかわいそう」。

Th:「でも楽になりたいんだよね？」。
母：「遊ばなくちゃならないんですよね。さあ遊ぶよって，やさしく言えばいいんですよね」。
Th:「それがまたお母さんを縛らない？」。
母：「自分で自分の首を絞めているようなものですね。疲れる」。
Th:「A子がお荷物ってことかな？」。
母：「A子がいない方が楽だ」。
Th:「与えるものばっかりで，もらうものがないって感じでしょうか？」。
母：「はい」。

　この後母親の表情は少し変わり，自分の気持ちをたどっているような感じだったが，またいつもの表情に戻ると「はっきり言われた方が育て方がわかる」とセラピストに向かって言った。その後帰り際に，母親は待合室の自閉症の本を手に取りぱらぱらとページをめくった。

　母親は一生懸命子どもに関わろうとしていたし，また子どもとのズレも感じられるようになっている。クライエントが自分の姿を見ることができる場を提供するのが私の仕事であるので，今ここで，子どもに対して起こっている感情を確かにしていける言葉がけが必要だ。
　この母親は自分で次々と気づきを得る人で，さまざまなことを語っている。自分と子どもが「大人と子どもになっている」「私はおまえを育てているんだぞというふうになっている」という母親の言葉は，"子どもが十分に守られていると感じるのには，養育（nurturing care）だけでは十分でない，認められたい・理解されたいという精神的な必要性に応えられるだけの感覚と反応のよさが必要だ"という言葉（J.Hopkins）を思い出させる。
　またこの面接では，セラピストは少しでも母親の感情に触れようとしている。この母親は，自分の感情をすぐに言葉にできる人だったので，セラピストは表現された感情を何の評価もせずに受け取ることを心がけた。そ

うすることで，クライエントに安心して自分をたどることに集中してもらえればと思う。

　面接の後半では，子どもへの相矛盾した思いが語られている。セラピーの中でとても大切な場面だったと思う。しかしこの時，彼女はセラピストに子どもの障害名についてはっきりした答えを求めてきている。母親は自分をたどることの苦しさを感じていたのかもしれない。このとき私自身の脳裏をよぎったのは，障害名だけが強調されることで，母親が子どもと，障害児である前に"自分の子ども"として出会うという大切なチャンスを逃してしまうのではないかという危惧であった。私も自分の役割が何なのか悩んだ時期であったと思う。

　この回では父親も同席している。父親が面接に加わるときは，夫婦は一体だという見方をしないように注意しなくてはならないと痛感した。つまり，母親から聞いた話（特に父親や家族について）をそのまま話さないこと，母親の前で父親をほめることの影響を考えることなどである。この回でも，母親に比べて父親の遊び方が上手だったのでつい父親をほめてしまったところ，母親にとっては低い自己評価を刺激したにすぎなかった。それよりも母親が子どもとうまく遊ぶことができた場面には，もっとよい評価をフィードバックすればよかったと悔やまれる。

3．第3回目の面接

　前回の面接から2カ月半たっている。この回は，子どもが家庭での姿に近い姿を見せていると思われた。母子のよりリアルな姿に関われたと思っている。

　K式発達検査をする。はめ板をすると，丸は入れたが，四角は板の上にのせるだけで入らない。母親は子どもに向かって声高に「ほら！どこなの？」と言ったり，「この子，今眠いからやらないんです」と理由付けをする。その母親の雰囲気を感じてか，子どもがだんだんイライラしてくるのがわかる。セラピストや母親をひっかいたり，はめ板を床に投げつけてパニッ

クになったので，検査を中止してプレイルームに戻った。

　Th：「家でもこうなの？」。

　母：「そうです。だからこのごろは『好きなようにしたら』という感じなんです。『もう好きにやってくれ』と放っておいているんです」。

　セラピストが，以前楽しんだネットブランコに子どもを誘うが，決して応じない。

　母：「家の部屋の中でおしっこをするんです。私の気を引きたいんでしょうね。もういやだという感じ」。

　Th：「A子から逃げたい感じ？」。

　母：「そうですね。A子の成長にいろんなことが邪魔している。大事な2歳のとき，家庭の中で大声でけんかをしたのがやっぱりいけなかったと思う。私も厳しかったし。おしっこを部屋でする時は，お尻をたたいたり，つねったりして，2人で大騒ぎをする。小さい時は『どうしてあんたはわかんないの？』と突き飛ばしたこともあって（子どもが）口を切ったりしたこともあった。今でも突き飛ばす」。

　話を聞いていたかのように突然，子どもがトランポリンの上で服を脱ぎ捨て，トランポリンの上におしっこをする。それを見て母親が「またあ！こういうふうにするんです」と大声で言うと，またトランポリンの上でおしっこを少量出す。トランポリンから降りて再び床におしっこをする。ニコニコとしながらそこいら中に3，4回する。

　Th：「家でもこうなの？」。

　母：「もう私かまわないんです。いつも裸でこうやる。私の気を引きたいんだよね」。

　母親はそう言って，子どもを怒らなかった。母親が服を着せようとすると，ニコニコと逃げながらまた床におしっこをしたが，さほど抵抗なく着せてもらう。

　しかしまた，母親とセラピストが子どもの話をしていると，子どもは服を脱ぎ始める。その姿を見て母親は「自分の話をされてるっていうの

がわかるんだよね。耳ふさぐこともある」と言ったり，他の子どもと遊んでいる姿を見て「私は入らない方がいい。来年から保育所に入れたい。もう私では手におえない。いろいろわかっているんだけど，実際にはやれないんだよね」と話す。

　この日帰る際，子どもはセラピストの声がけに応じて素直に車を片づけたり，バイバイに応じて手を振る姿が見られた。

　これまででもっとも手をかざすことが少ない面接であった。この回では，子どもは物を投げたり，裸でおしっこをあちこちにしまくるという行動が見られた。多分家庭での状況と近い姿だと思われる。私はその行動を目の当たりに見て，子どもの抵抗の形が受身なものから積極的な形になったように感じた。守りから攻めになったともいえるかもしれない。おしっこのほかにも，物を投げたり他人をひっかいたりこれまでもあったが，イライラしてそれを爆発させる様子はこの時の面接で初めて見た。子どもにとっても，私たち3人が作っているこの面接が自分を出せる場となっていたように思う。

　しかし，攻撃的ともいえるこうした行動は，帰る頃になると収まっている。それどころか，片づけの声がけにいつになく素直に応じてもいる。なぜそうなったのか本当のところはわからないが，少なくてもその時の母親は"無力感"というテーマで話をしており，子どもどころではないという状態だったと思う。そうなっているときは，いつもの子どもの行動に対する怒りがでなかったので，子どもから見ればいつものパターンと違う母親の姿に感じられたのかもしれない。あるいは，子ども自身が面接中に出したものを，大人に受け入れられたように感じてくれたせいかもしれない。

4．第4回目の面接

　待合室でセラピストと会った時，子どもの緊張して動かない姿を見て，母親は「また固まっている」と言う。しかし，セラピストが手をさし出す

と子どもは柔らかくそっと握り返した。母親ともうれしそうに手をつないだかと思うと，母親を拒否するようなしぐさもする。子どものうれしそうな表情を母親に伝えると，母親は表情を変えずに「にやけている」と言った。

　パズルに誘うと，セラピストの手を取ってはめさせたり，自分でもやってみる姿が見られた。それに飽きるとプレイルームの方を指差して意志を伝え，セラピストの手を引いてプレイルームに行き，一緒に本を読む。絵を見ながらセラピストの話をよく聞き，時々笑顔も見せる。

　子どもは母親の話を聞いているのか，耳をふさいで立ち上がり「んーんー」という泣き声（訴えるような声に聞こえる・攻撃的ではない）を出し，母親を引っかいたり，ボールをぶつける。子どもが母親を軽く叩いた頃から母親は少しずつ怒りの感情をもち始め，ついに「だからいやになるんだよね！　そんなことするともう遊んでやらないから！」と子どもに向かって言う。その時子どもが大きな車を母親の方にころがしてやると，母親も子どもの方に強くそれを押し返した。さらにまた子どもが母親の方に押し返すと，母親が「やめなさい！」と強めに叱った。すると子どもは耳をふさいで泣くようにして窓際の方へ離れて行った。

　Th：「今どんな気持ちかな？」。
　母：「またいつものことが始まったという感じ。家ではもっとやり返す」。
　Th：「その時の気持ちは？」。
　母：「スカーッとする。押入れに閉じ込めるときもある。私は子どもがあんまり好きじゃないと思う。ほかの子どもに対してもそうだ。お金をもうけるとか，仕事をする方が合ってる。子どもだけじゃなく，結婚もそうだ。A子は普通の子どもよりすごいことやられていると思う。私にたたかれて血を出したりしたこともあった。子どもは育ててみないと大変さはわからない」。

　子どもが自分でいたずらしていたキーボードの音に驚いて泣くと，母親は「何で音に対して敏感なんでしょうねえ。この子がおなかにいたとき，

私もぴりぴりしていたからこうなったのかなあ。朝4時ごろ起きておばあちゃんの弁当を作ったり，夫とけんかをしたり。生まれてからもこの子はすごいものを見てきたと思う。私が夫に殴られたりしたのも見てた。そのときA子は耳をふさいだり，壁に頭を打ち付けたりしていた」と語った。

　母親と子どもの戦いがまさに目の前で繰り広げられた。私自身こういう展開がこれまでの話から予想されていたからか，そのままの流れに任せていた。それよりも母親のリアルな気持ちを追うようにした。母親は，自分の"その場での思い"に触れた後，隠し立てのない子どもや夫への思い，そして目の前の子どもの姿を過去の出来事と結びつけて考えている。最後の方の姿は途方にくれているようでもあり，それまで出ていた子どもへの拒否感や攻撃的な思いがそのときだけは消えているように感じた。
　この時，精健担当の医師との話し合いで，母親からも話がでていた子どもの保育所入所を改めて母親に勧めるということになった。そのことで母親と子どもが離れることになり母親に精神的な余裕をもたせたうえで，面接を続けるという方針が出た。

5．第5回目の面接
　この回ではセラピストが子どもと人形を使って遊んだ。
　遊んでいる場面でセラピストが人形を使って「イヤ」と言ったら，子どもは急に落ち着かなくなり，すっとその場を離れていった。しかし再び遊びに誘うとすぐ受け入れる。それを見て母親は「自分が拒否されたと感じて，自分を受け入れてくれるところへすぐ行くんだと思う」と言う。また子どもがセラピストを叩いたので泣くまねをすると，セラピストの髪を引っ張ったり頬を引っかいたりして，必死で泣くのを止めさせようとした。
　子どもが「イヤ」と発音できるようになったことを，母親は「イヤというのを覚えたのも，その言葉で『相手が自分のいやなことをやめる』ということがわかったからだ」と語った。

子どもがズボンの前部を触っているので，セラピストが近寄って「おしっこ？」と聞くと，母親は「この子おしっこなんかしたくない。そうすることで私が動くので，私を動かしたいときにおしっこの動作をする」と言う。また「『もっと手をかけなさい』と人から言われる。『そう言う人にはこういう子どもを育てたことがないから』私の苦労はわからないだろうと思う。だから言われることは黙って聞いている」と語った。

　この日，子どもが母親に何気なく寄ってきておんぶするという行動が見られた。私はその時のA子の顔を，とても良い表情だったとメモしている。面接で初めて見せる姿であった。
　この頃，母親は子どもの気持ちに注目し始めていると思う。しかし，まだどうしようもなく子どもに近寄れない母親の気持ちも感じる。かえって子どもの方が母親の微妙な変化を感じているようにも見えた。
　最後の母親の言葉から，一般的になされる一方的な助言が，される側にとってはどういう意味をもつのか考えさせられる。

　［電話で］
　母親から電話があり，以下の内容が語られる。
　「年末年始の休みは父の実家に子どもを預けて，ほとんど一緒にいなかった。子どもは祖母と遊んで，絵を描くことを覚えてきた。本人がやる気があればやるんだよね。以前は子どもを人に預けられなかったが，預けたら祖母に『こういう子どもを育てたんでは，あんたも大変だなあ』といわれた。休み中に私，発見したことがある。先生に言わなきゃと思っていた。私とお父さんが話すと，子どもがやめさせようとする。ほかの人と同じような声で話しても，やめさせようとはしない」。

　母親は過去に祖母と同居したが，仲が悪く別居したという経緯がある。祖母に子育ての大変さを理解してもらえたと母親が感じたのは，おそらく

このときが初めてかもしれない。

また今回，子どもの行動と自分たち夫婦の関係を結びつけてもいる。これまでも母親から同じようなことを聞いてはいたが，わざわざ「先生に言わなきゃ」と言っているほど，その時の母親にとっては新たな発見になっているように感じた。母親がこれまでとは違った気持ちで受け取ったのかもしれない。

6．第6回目の面接

母親とセラピストが話を始めると，子どもは次々とおもちゃを出し落ち着きなく遊びに誘う。そのうちセラピストを引っかいたり叩いたりする。それを見て母親は「この子は無視されるのを一番いやがる。私は，叱っても言うこと聞かないときは，子どもを無視してきた。そうすると，私の顔色をうかがう。そのうち花瓶の水をひっくりかえす。いくら怒っても，押し入れに閉じ込めても，また30分くらいすると同じことやる」と言う。

母親は次のような夫との関係や夫の行動を語る。「3歳までは，子どもどころではなかった。妊娠中から夫の態度が変わり，部屋に私を入れなかったり，暴力的になった。人に勧められて，ある人に見てもらったら，悪霊が夫についていると言われた。夫は食欲のない私に代わってものすごく食べるようになった。それは悪霊が，おなかの子どもが育たないようにとやっていた。それから3カ月間，元気な子が生まれるようにと夫婦でお払いをしに通った。今でもA子が言葉を話せるようにと月1回はそこに行っている。（お守りのペンダントを見せながら）来月も行く」。そばには子どもがセラピストに絵を描いてもらいながら寝ころんでいる。母親が子どもを抱き寄せて「何でこんな子どもが生まれたんでしょうね」と涙をにじませた。

また現在の夫についても「A子は夫の言うことなら聞く。夫が言ってくれると助かるという感じだ。でも夫も変わった。以前はA子の遅れを認めようとしなかったが，このごろは認めるようになった」と話した。

この面接で「A子は将来家にいて，留守番したり，洗濯物を取りこんで

くれるくらいのことができればいい。このごろA子の兄弟がいてもいいなと思うようになった。A子のことで子どもを5人くらい育てたくらい苦労したと思う。今度はたとえ夫が以前のようになったとしても，自分は負けないから大丈夫だ」と語った。

　帰るとき母親が子どものオムツを交換しようとするが，子どもが暴れて言うことを聞かない。母親は大きな声で怒ったり，子どもの頬を軽くつねったりするが，その格闘も長く続かず，子どもは泣きながらオムツを取りかえてもらうとまもなくニコニコして帰っていった。

　この回は，母親に大きな変化が感じられた。
　妊娠中の出来事を聞いたとき，私はこの問題の原点に触れたような気がした。一般的には現実味がないと一笑に付されるようなことだが，私にはクライエントにとってはそれがまぎれもない現実なのだろうと，かえって重要なエピソードとして印象に残る。私は，この子どもは両親の幻想の中に生まれてきたのだと思った。乳児期の食の問題も，母親にとっては意識化されていないかも知れないが，このエピソードとなにかしら結びついているのではないかと思われる。
　それにしても治療者という他人にこのような話をするということ自体に，大きな発展を感じる。それは"母親自身"の発展であり，私たちの"関係"の発展ともいえると思う。このとき母親が話したことは，多分この親子の歴史の中で，母親自身が引っかかっていた大きな出来事だったのだろう。だからこそ，それを話した次の場面では，しみじみと自分の感情に浸ることができたのではないだろうか。はじめてみせる母親の姿だと思った。
　この時，母親は子どもの将来に思いをはせ，また新しい命の誕生を願っている。母親にとってのわが子が，"育てなくてはならない物"から"いのち"に変わったように私には思えた。母親にとって，わが子との新たな出会いだといえる。

7. 第7回目の面接

子どもが自分からセラピストを誘って意欲的に遊ぶので，母親のことも誘ってみるようにと子どもに言うと，母親も遊ぼうと手を引く。母親は口では面倒くさがるが，子どもの誘いに応じており，子どもの耳ふさぎの行動も少ない。面接の後半では，子どもから母親に寄っていく姿も見られる。

母親が言葉を教えようと "お" の口の形を真似させると，子どもが真似する。

母親は，同じ通園施設に通う他の障害児の母親のことを話題に出して「大変だと思う。あのお母さんは子どもの障害を受け入れられないんだと思う。私もA子が遅れているということを受け入れきれなかったんだと思う」と言い，また，「私はどうせだめだと思うけど，言葉の教室に通ってみようかなと思っている」と新たな一歩を踏み出す気持ちを語った。

母子関係が改善されている印象をもつ面接だった。言葉の教室のことも，子どもが大人との関わりを求めていることや模倣が出ていることで，私も賛成した。母親は子どものために行動を起こし始めようとしているようだった。

また友達の話から，母親自ら障害の受容のテーマに触れている。以前から，父親に比べて母親自身は子どもの遅れを認識していると言っていたが，また違うレベルでそのことを受容しつつあるように感じた。

8. 第8回目の面接

子どもはセラピストの手を強く引いて遊び相手になってもらいたがる。また，数字や人形に興味をもち始め，母親が時計を見せて「9はどれ？」と聞くと正しく指差したり，ウルトラマンの人形を立てて並べたりするようになる。それを見て母親から「こうして人形でも遊ぶようになった」と子どもの変化を実感しているような言葉が聞かれた。

また「保育所で給食を食べないといわれている。そのために保育時間を

延長することはできないといわれている。保育所では，ただ細かく切って目の前においているだけだが，Ａ子はフォークに少しさしてやれば食べ始めると思う。家庭訪問の際には，担当保母にＡ子の食事の場面も見てもらいたいと思っている」と，保育所での問題とその対応を具体的に話した。
　帰るとき廊下を，子どもと母親が手をつないで落ち着いて歩いていった。

　母親の話が現実的になってきている。子どもが今までには見られなかった人形や車を使った遊びをするようになったが，ただ発達したということだろうか。それとも母子関係の変化が何か子どもの発達に影響したのだろうか。私には，情緒的な安定が子ども本来の力を引き出したと思える。
　この日の"母親と手をつないで歩く"という姿がとても印象に残っている。子どもからいえば愛着の始まりだし，母親からいえば絆の始まりだと思う。

　これ以後の面接の内容は，保育所での生活のことが中心になっていった。私も担当保健婦と一緒に何度か保育所を訪問し，母子を支えてもらう体制作りに努めた。
　何回目かの面接で，母親は「言葉の教室の先生が"子どもの手をぎゅっと握ってしっかりこちらの言いたいことを伝える"という姿を見て，それを真似してみたら子どもとの関係が良くなった」と喜んでおり，それがまた子育ての自信となっていったようだった。またその一方で，言葉や対人関係の遅れは，子どもの能力のせいなのか自分の育て方のせいなのかをセラピストに尋ね，そのあとで自ら「小さかった頃，Ａ子のサインを見落としていたかもしれない」と泣く場面もあった。
　子どもも言葉の指示だけで動けるようになり，保育所では他児との交流も生まれ，対人関係の伸びが見られた。

9. 最終回の面接

検査の課題に取り組むが，セラピストのことが気になりできない。母親と2人だけならできる。「ママが見ているからやってごらん」など，母親は子どもによく声をかけている。

そして「甘えが出てきた。以前は甘えることをしなかった。1年前と違う。（私を）懲らしめようという行動がなくなった。顔を隠さなくなった」と子どもの変化を語っていた。

母親は，子どもが甘えるようになったと言っている。母親が子どもの"甘え"として受けとめることができるようになったともいえる。子どもからすれば，"母親を懲らしめる行動をしなくても，母親は自分を（自分の気持ちを）わかってくれるようになった"ということではないだろうか。母親の言葉を聞いていると，母親自身も，子どもにとって自分は重要な存在だと感じているようだ。このことは，母親としての自信につながる大切な感覚だと思う。

VI 考　察

1. 母親の問題として捉え直す

このケースを見てもわかるとおり，児童相談所の精神発達精密健康診査のケースでは，最初から親が"虐待"について相談したいというのは稀で，子どもの発達の遅れを心配して相談にくるというのがほとんどである。ケースに虐待のプロセスがあるとわかったときは，一刻も早く親に自分の問題だと気づいてほしいと思うものだが，親が自分たちの問題として受け取り，その問題を解決しようと面接を受けに来る場合でない限り，こちらからすぐにその人の変化を援助することは難しい。

ほとんどの場合，面接のスタートは"子ども"の問題である。そう思っている親に対して，いわゆる虐待の事実があったとしても，親にそれは虐

待だと指摘することはまずない。「それはやってはいけないこと」と諭すこともない。そこにもし道徳論をもってきてしまえば，もうそこで治療の基本的な関係は成立しないからである。セラピーでは，セラピストに見守られながらクライエントが自分の問題に触れていく。そのためには，セラピストとの関係が安全でなくてはならない。

　"安全性"というのは関係の中でのことである。ていねいに話を聞いていくこと，そして評価をしないことなどがその関係の成立に役立つとは思うが，"安全性"はこちらがどう接するかだけでなく，あくまでクライエントがどう感じるかにかかっている。それはクライエントがそれまでに経験してきた人間関係によっても影響を受けるだろう。面接を重ねても，クライエントとの関係が深まらないと感じる場合は，相手にできる限りペースをあわせた面接を繰り返すことになる。時には，母親と面接をせずただ子どもと箱庭をしたり遊んだりするだけのこともある。母親に働きかけながらも，今は自分のことに取り組みたくないという母親の気持ちを尊重する。母親によっては，尊重されるというそのことがきっかけとなり，新たな人間関係が作られてゆく。

　このケースの場合，母親は比較的自分の感情を表現できる人であったが，最初は子どものことから自分のことに目を向けていくことへの抵抗があった。そこで母親の感情をできるだけ受け入れるように努めたところ，子どもへの否定的な気持ちがたくさん表明されていった。そしてセラピストがそれを評価せずに聞くことで，クライエントは自分の本音を語っていった。そのなかで虐待のプロセスが明らかになったりこれまでの体験を振り返っていった。

　虐待の事実というものは，ほとんどの親にとっては子育ての苦しさや戸惑いといっしょに表明される。その自分の苦しさを受けとめてもらい，その思いをしみじみと感じられるようになると，クライエントの中で何かが変わり始めるような気がする。そんなときは現実場面での親子の姿も少しずつ変わり始めるように思う。

2．セラピストの役割と課題

　私たちの仕事場では常日頃から，治療においての Client-centerd ということの重要性が言われている。クライエントの人生に関わる者としての基本的な心構えとして教えられているが，このケースの場合，私はただなすすべもなく，クライエントの気持ちについていくこと自体が苦しいこともあった。子ども本来の障害に由来する奇妙な行動なのか，それとも親と子どもの間の問題に由来する行動なのか，確信がもてないままに面接が続くこともあった。母親が子どもとうまくいかない原因を子どもの側の問題に求めようとするとき，私自身のその不安はいっそう高まった。

　多分そのころだと思うが，母親は担当の保健婦に，私から「責められているような気がした」と言っている。この言葉はいつも自分に正直だったこの母親の言葉だけに，虐待のケースという視点から見るとき，さまざまな事を私に教えている。

　その1つは，「責められているような気がした」というのは母親自身の声だったかもしれないということである。自分の赤裸々な思いに触れていくというのは，自分では認めがたい自分の姿を見るということで，ある意味で孤独で苦しい体験でもある。だから，自分が責められている思いがしたのかもしれない。「そんなことないよ」と言って欲しいこともあったと思う。

　もう1つは私の側の問題である。私は責めていたつもりではなかったのだが，母親に少しでもそう感じさせてしまったとしたら，私の中の奥深いところにある"母親というものは，こうあらねばならない"という思いがどこかで伝わったのかもしれないということである。それは母親としての私自身が，解決できないままにもちつづけている問題と関係しているかもしれない。虐待の場合は特に，母親自身が他人にどう評価されているかということを非常に気にするので，セラピストから伝わっていくものにはとても敏感である。私たちセラピストは，日頃から自分の感情に注意して，自分の課題を整理しておかなくてはならないと言われる所以である。

あの頃は母親もセラピストも苦しい時期だった気がする。あの時の私を支えたものは，「とにかくケースとていねいに関わること，そうすれば多くのことが学べる」というスーパーバイザーからの言葉だったように思う。

3．母子同席面接ということ

面接の記録でわかるように，母子同席面接の場合はいわゆる1対1のカウンセリングよりも，子どもに対しての母親の"今，ここで"の感情に触れることができると思われる。つまり，子どもがその時の母親の状態を敏感に感じとり，言葉や行動で表し，それを母親がまた受けとめて表現する，その両者がありのままの姿で相対する場面を保障し，またそこで母親が何を感じているのかをていねいに母親と確認していくのがこの面接の形だと思う。

このケースでは回を重ねるごとに，母親の変化に伴って，面接で見せる子どもの姿も変わっていった。私がいても子どもは母親への攻撃的な感情を出すことができ，またそれに対して母親も戸惑い・怒りなど複雑な感情を出している。また別の段階では，子どもの甘え，それを受け取る母親の姿も見えた。言語だけではない現実の世界が繰り広げられている。セラピーの中で，親子というクライエントの経験の世界に触れることができれば，彼らの現実に何かしらの変化が起きていくのかもしれない。

4．最後に

セラピーというのは，セラピストという縁のあった他人に守られながら，抱えきれなくなっていたりひっかかっていたものを一時的にせよ荷下ろししていくことだといえるのではないかと思う。クライエントが自分の問題に取り組むことも，またたとえ共同作業でもセラピストがそれに付き添っていくことも，両者にとっては楽なことではない。しかしその経験によってその人がもつ本来の力を回復していければというのが，私たちセラピストの願いである。

精健で出会った母親たちが，自分を辿ることで自分の中にあった母親としての力を回復していく時，子どもとの間に行き交う感情も増えていく。わが子と心が通いあう経験は，どの母親にも与えられている恵みだと思う。面接が終わって，母親と子どもが手をつないで帰る姿を見送る時，私までが幸せな感情に包まれていることに気づくのである。

参考文献
（1）田中万里子（1999）「マルチチャンネル理論・方法と実際」 M ＆ R Training ＆ Treatment Center.
（2）友田不二男（1996）「カウンセリングの技術」誠信書房
（3）Fraiberg,S.他，柘野雅之訳（1988）治療様式：「乳幼児精神医学」岩崎学術出版社
（4）Hopkins,J.（1998）愛着と抱きかかえる環境：愛着理論入門：FOUR WINDS 講演録
（5）Stern,D.,亀井よし子訳（1992）「もし，赤ちゃんが日記を書いたら」草思社
（6）Cramer,B.,小此木啓吾・福崎裕子訳（1994）「ママと赤ちゃんの心理療法」朝日新聞社
（7）渡辺久子（2000）「母子臨床と世代間伝達」金剛出版

コメント1　乳幼児期の虐待とその治療

本間　博彰

　この事例は，児童相談所の嘱託心理判定員の立場で母と子の関係性に焦点をあてて取り組んだ，いわゆる母子治療の治療経過である。

　児童虐待の多くは乳幼児期に始まっている。児童虐待の開始年齢は発見年齢よりもずっと早く，虐待を受けた子どもの60％ちかくが3歳の年齢に達する前という報告もある。乳幼児期の対策に，しかも予防的に関わる方策に積極的に取り組みたいところである。児童虐待は，子育ての大変さと，親になる過程で必ずやもう一度出会う辛く大変であった自分の幼児期のメモリーの呼び覚ましによって混乱させられた結果として発生してくる，そういう児童虐待も少なくはないのである。このことに注目したい。

　この事例は，三世代家族の中でいかに家族のまとまりを維持するかという課題と，精神発達に問題のあった子どもといかに関わるかという課題の中で，いきづまった母親の虐待に対して治療的に取り組んだものである。このようなケースは決して少なくないが，本事例は虐待の早期にどのような介入と援助をすべきかという今日的なテーマに大きく寄与する。児童虐待は1機関の機能ではなかなか適切に対応できないために多くの悲劇がうまれているし，関係者は日々苦悩しているのである。本事例は市町村による母子保健活動と児童相談所の担当する精神発達精密健康診査という事業が連携して虐待に介入し，育児支援という視点で母子の治療を行ったもので，乳幼児期の虐待の介入と治療に対する今後の取り組みの1つを提示するものである。

　治療経過の中で指摘されているように，育児期においては，自らの虐待に悩み苦しんでいる親が虐待についての相談をしてくることよりも，子どもの発達や問題行動に悩んで相談にくることの方が一般的である。そうし

たとき虐待の事実を前面に出すことよりも，子どもの問題に注目しながら，その中おぼろげに浮かび上がってくる母親自身の問題に触れてゆくことが治療関係を維持する上で好ましい。筆者が述べているように，虐待の事実というものはほとんどの親にとっては子育ての苦しさや戸惑いと一緒に表明されるという理解は治療的にとても重要な受け止め方となる。その苦しさが受け止められ，その想いをしみじみと語れる治療者との関係が，親たちにとっては安全感を感じられる関係となる。そのためには治療者も目の前の虐待という事態に振り回され，嘆くだけでなく，落ち着いた状態を意識的に作りながら親とまみえる工夫が必要である。

　たぶん虐待をしている親の治療を手がけるときの一番の問題は，治療者の記憶の中に傷つけられた自分自身の幼児期が出てきてしまうことであろう。積極的に援助を求めてくるような親との関係においても，親子の間で繰り広げられている世界は，子どもが無力であるがゆえ治療する側にとってはその痛ましさのために冷静さを保つのは難しい。治療者が親を責めてはいないつもりでも，親は自分を責める気持ちを奥深いところに抱いているために，こうした感情が治療者に転移して，結果として治療者から責められているという感情を強めることになるかもしれない。親業を経験している治療者は，筆者が言うように，親であること，自分が親業をどのようにやってきたのかを時々点検していないと，知らず知らずのうちに相手を責めてしまうかもしれない。こういう作業を含め，虐待事例の治療に際しては，適切にスーパービジョンが行われることが必要で，こうしたスーパービジョンが治療者を hold（抱きとめる）することになり，hold されている治療者がその効果もあって親をより適切に hold できることとなろう。親を hold する治療者も hold される環境やスーパーバイザーが必要で，特に虐待のような多くのエネルギーが必要とされる治療においては，こうした重層的なサポートシステムを常に作っておくことが大切であろう。

コメント2　乳幼児期の虐待とその治療

岩田　泰子

　これは発達や行動上の問題をもつ幼児と，コミュニケーションに問題がある母親を，保健所，児童相談所，母子通園施設，保育園など多機関で連携して支えたケースであり，筆者は母子面接の中で母親の行動の奥にある混沌とした心に寄り添いながら，現実との架橋となって母子関係の大いなる改善に寄与している。

　乳幼児健診は虐待の早期発見に非常に重要である。俗に公園デビューのストレスといわれるが，乳児の3カ月ないし4カ月健診は，うまく育てられないと感じている母親にとっては大変なテストのように緊張することである。その時の関係者の対応はその後の母親の育児や，人に相談する気持ちに影響する。指導も必要であるが，虐待の疑われる場合は特に話を聴くことがより意味をもつ。聴くことが悩みを相談しやすくし，虐待をしているという話もしやすくなる。そしてアドバイスを求められたときには育児態度や家事運営を批評するのでなく，負担を軽くするような具体的な方法を1つだけ提案するやり方で，またその様子を教えてほしいと次につなぐことが望ましい。

　小さく生まれた場合，母親はどうしても体重増加を願い，食事量に神経質になりやすい。このケースでも1歳前の状態は記載されていないが，母子共に大変だったのではなかろうか。

　自分の生んだ子だからこそ，自分の力でなんとかしたいと努力を重ねた結果，思うように育たない子どもに自分を脅かす存在をみる，自分を攻撃してくる存在を投影する。勝つか負けるかだ。やらなければやられると完全な支配下に置こうとする場合もある。元来子どもは，特に乳幼児は，その生活のすべてを親に依存している存在なのである。しかし虐待の親子の

場合，それが逆転して認識されてしまうことがしばしばである。親の現実認識に問題があることについては，子どもが成長した時の姿や行動を想像するに熱心で，現在の小さい子どもの状態を認識できない場合もみられる。

さてこのケースにもどると，この母親は素朴な人柄のように感じられ，また，教えてほしい人，学ぼうとする人のようである。しかし祖母や保健婦の援助を受け入れられなかったことからして，自分が受け入れられていると思える人に教えてほしかったのだろう。

初回で過去のことはしばらくそっとしておいてほしい，そして子どもにいいことをやってゆきたいので教えてほしいと筆者に信頼感をもち，セラピーに期待を寄せたというようにも受けとれる。筆者は母子同席面接で子どもの様子をよくみてそれに添って対応することを自らの言動をもって母親に伝えてゆく。母親のもっている現実に対応する力がより確実なものとなり，自分と子どもそして夫の姿を筆者と向き合いながらある種の哀しみを伴って改めて認識したように考えられた。そして，保育園入所をさせた後に母親が子どもを祖母に預けることができたことは，大きな前進といえる。それは母親の育児の負担を軽くするとともに，祖母からの理解が得られることで精神的なサポートをうけられることに繋がるからである。

また考察で触れられているが，母親は自分が責められているような気がしたと保健婦に話している。もちろん関わる者たちに母親を責める気持ちがないとはいえないかもしれない。しかし，虐待した母親が自分を激しく責め，決して許さない状態はよく観察され，内にあるそのような気持ちを周囲の人に投影し，より辛く孤立した袋小路に自らはいってしまうことは少なくない。このケースでは責められていると感じたことを話して受けとめられている。このことは大きなことである。

筆者は両親との面接についてその留意点を述べている。一般的にもそうであるが，虐待ケースの場合夫婦間の問題が虐待発生の要因の1つであるので，特に配慮をしたい。家族または両親という言葉で一括せず家族療法的アプローチを行う場合も一人ひとり理解した上で行いたい。

最後にこの子どもの状態像についての治療側の見立てを両親に説明する仕事があるが，これをどのような形で誰が行うのか，幾つかの方法がありそうだが，スーパーバイザーをはじめチームの温かい支えがあるので，心配はないと推測される。

2

多動性障害と虐待
多動性障害と虐待の悪循環に対する危機介入

田中　康雄

I　はじめに

　虐待は，子どもの有する，ある特徴を親がどのように認知し，解釈するかという相互関係のなかで生じると言われている[1]。

　ここに報告する症例は，実母による身体的・心理的虐待の存在が疑われた小学1年生男児の治療経過である。子どもには多動性障害が認められ，育てにくさが推察され，離婚後再婚した養父と些細なことで諍いが絶えない実母との間で育てられている。

　この症例は，1年半におよぶ治療的関与のなか，入院を契機として急激に母子の関係回復が，さらに学校との連携から多動性障害についての対応がはかられたものである。いまださまざまな問題を残してはいるが，これまでの治療経過を振り返り，特に虐待を緩和するために親をケアすることがいかに重要かという観点から考察を加えてみたい。

　なお，患児の匿名性を配慮し，治療的考察に関わらない限りにおいて細部を変更して報告していることを，ご了承していただきたい。

Ⅱ 症例呈示

A男 初診時7歳8カ月，小学校1年生，男子。
主訴：学習・行動面で心配な事柄が多い。
家族歴：養父，実母，実兄との4人家族である。土建業をしていた実父は，A男が2歳の時協議離婚し，3歳年上の実姉だけを引き取った。実母は，離婚前から交際していた養父と離婚直後から同居生活に入り，A男が5歳のときに入籍した。運送業の養父は，子どもに対しては優しく，面倒見が良いという。

実母はA男を出生した直後から愛情がわかず，A男の発達の遅れや育てにくさもあり，A男が3歳前後の時からA男に対する叱責が増え，時には体罰も加えられたという。

同居している2歳年上の実兄は素直でおとなしく手の掛からない子どもという。

生育歴および現病歴：胎生期，実母は貧血がひどく流産の危険もあり，主治医と実父から中絶を勧められたが，周囲の反対を押し切ってA男を出産した。

A男は30週1650グラムの未熟児で出生した。乳幼児期は人工栄養で育ち，人見知り，後追いがなく，抱き上げるとよく泣きじゃくり，実母はどうしてもA男に愛情がわかなかったという。1歳時に熱性けいれんが認められ，最近まで続いていたという。全体にやや発達が遅く，始歩1歳7カ月，始語は2歳であった。

幼児期は，夜尿や偏食で親を困らせ，時に道路への飛び出しなどもあり，全く目が離せなかったという。3歳から保育園に通ったが，ここでも多動で落ち着かず，気に入らないと奇声をあげ，友人とルールのある遊びができず，集団行動がとれないため，保育士が個別的な対応をしていたという。小学校入学後も授業中の立ち歩きが目立ち，全く落ち着かず，忘れ物も多

く，相変わらず友人が作れず，学習不振も認められた。

　初診に至る経緯：2年生への進級を控えたX年2月に，小学校から児童相談所に今後の対応が相談された。児童相談所は学校と情報交換し，行動上の特徴に加え，体や顔に不自然なすり傷を認めるA男と両親のA男への関わりを聞き出した。その結果，児童相談所はA男自身の問題のほかに，親特に実母に不適切な対応があるのではないかと捉え，「学習・行動上の心配な点」と「養育上のアドバイス」を病院で相談するよう両親に指導したところ，実母がその指導に素直に従い，早速当院を受診した。

　初診時所見：X年3月下旬，A男と実母が当院児童外来を受診した。実母は，

①熱性けいれんといわれたが，てんかんのおそれはないか？
②睡眠時間が6時間前後と短いが大丈夫だろうか？
③起床時，就床時に何度も布団に頭を打ち付けるが大丈夫か？
④毛布の端っこをかじって寝るのはなぜ？
⑤爪噛みを止めさせたい
⑥思いどおりにならないと足をバタバタさせる
⑦じっとしていることができなくて，兄のクラスに無断で入り込んでしまう
⑧偏食が治らない
⑨気持ちの切り替えができない
⑩急にニヤニヤして気持ち悪い

などを，「心配なことを話すように児童相談所にいわれたので」とA男の前で一気に話し始めた。なんとなく，冷たく殺伐とした雰囲気の中で，しかし実母は「治せるものなら何とかしたい」とも話された。

　身長115センチ，18キロと小柄で痩せたA男は，当初他人事のようにキョトンとした表情で，実母の話をいやがる様子もなくイスに座って聞いていたが，そのうちイスに乗りながら回り始め，診察室をうろうろと歩き始め，実母に咎められるという場面が頻回に認められた。顔や手足に新旧入り交

じった細かい傷が散見された。実母によると，ともかくチョロチョロとじっとしていないため，いつも怪我が多いと話された。

初診時診断と治療方針：注意・集中力の問題，著しい多動性などから多動性障害と診断し，さらに，母子の状況から身体・心理的虐待の可能性も否定できないと思われた。

A男の言動は，実母にとって絶えず気になる事柄になっており，初診時に10項目にもおよぶ心配な言動，あるいは受け入れがたい状況を訴える実母の心境を汲み，当面はA男の「困った言動」の解決を目指すため，諸検査を行い，薬物療法も含めた治療的可能性を考えていくことにした。また，出生前後から特別な配慮を要した子どもであり，ひとときも安心できない大変な子育てを頑張られた実母を労いながら，親との関係性を築きあげていくことを目標とした。

Ⅲ　治療経過

初診後，脳波検査と心理検査を行った。脳波検査からは異常所見は認められなかったが，WISC-Rでは，図1にあるように，言語性ⅠQ78，動作性ⅠQ88，全検査ⅠQ81で，言語性と動作性に若干の差を認め，さらに下位項目におけるばらつきを認めた。

そこで両親に，脳波検査上は心配のないこと，心理検査からは全般的な知的能力に遅れはないが，短期の聴覚認知や，記憶力，言語面での理解力や表現力，注意・集中の持続力などに長所・短所のバランスのまずさが目立っていることを伝えた。

そのうえで，初診時の課題であった問題点を整理していった。

脳波検査および現在の状態から，てんかんのおそれはないこと，頭打ちや毛布をかじったり，爪噛みをしたりすることは，いわゆる「くせ」であるから心配ないこと，睡眠時間は個人差があること，偏食はもともとの体質的なこともあり，極端でなければ無理強いしないほうがよいと思われる

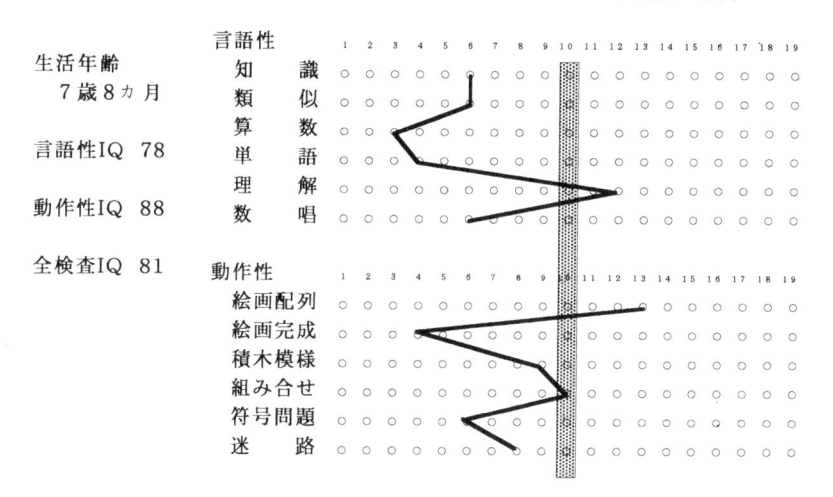

図1　A男のWISC-R

と伝えた。そのうえで，思いどおりにならないと足をバタバタさせたり，じっとしていられない，気持ちの切り替えができない，急にニヤニヤするといった事柄は，わずかであれば子どもらしい行為とも思えるが，A男の場合，こういった言動がかなり頻繁に認められるため無視できないと告げ，ここで実母に対して，A男の診断である多動性障害の症状，診断基準，薬物療法，周囲の対応，学校への理解と連携などを，簡単な説明書とともに説明した。ここで心がけたのは，「これは，脳の機能的なアンバランスのせいであるので，A男および両親いずれのせいでもない」という問題の外在化である[2]。また，A男の症状を学校に理解してもらうため，主治医から病状報告と今後の対応について，家族の了承のもと手紙で連絡した。ところが，これを受けた学校側はA男の両親へなんの連絡もなく，「今後特別に配慮された学習体制が必要なお子さんが生じたので，国語と算数の個別指導を行うことをご理解いただきたい」という個別指導導入のお知らせを，学年の親たち全員に配布してしまった。両親は突然のことで驚きながらも，学校側に「うちの子どもを特殊学級の子ども扱いした」と激怒して

しまった。主治医は，学校，町の教育委員会に手紙や電話で連絡し，いかなる善意も順序を誤ると家族と当事者である子どもを傷をつけることになることを告げ，親との関係修復に努めた。このさなかに実母が「（今回のことに関して，養父が）精神病院なんかに行き，診断を受けたからこんなことになったんだ！　と怒ったが，私は，Ａ男の問題が多動性障害という病気であること，少なくともＡ男の性格ではないことがわかってほっとした。病気なら良くなる可能性がある。しかし，学校に対しては信用ができないという気持ちが取れない」と話をされたのが印象的であった。

　その後もＡ男は多動で教室を立ち歩くこともしばしばで，放課後防波堤から滑りおりたり，自ら前髪を短く切ってしまったり，学校で先生のライターを無断借用した火遊びといった衝動的な行動が，再三の注意にもかかわらず一向に改まらず，実母に心労からの円形脱毛症が認められるようになった。また，Ａ男には「けが」と実母が報告する顔面の細かい傷跡も増えてきた。そのため，当初難色を示していた薬物療法を両親に再度説明し[3]，Ａ男には，「君がどうしても何度も注意を受けてしまうのは，きちんといわれたことを覚えておくことが苦手なためで，君がだめな子だからではないんだ。君が一所懸命に大人の言うことを守ろうとしていることはみんな知っているよ。でもうまくいかなくて，困っているよね，このお薬が少し君の頑張りを助けてくれるかもしれない」と説明し[4]，5月中旬からリタリン5mg朝1回服用を開始し，副作用と思われる症状がないため，6月上旬からはリタリン10mg朝1回に増量した。6月中旬から「ここ数日午前中，見違えるほど落ち着いていると学校から言われた。午後は相変わらずだけど」という実母からの報告があった。しだいにＡ男の行動は薬物で軽減し，学校の評価も高まってきた。

　Ａ男の行動改善後7月上旬，実母は「実はどうしても，（Ａ男を）かわいく思えない，病院を受診するため車に同乗させることも実は気持ちが悪く，そばに寄られるとぞっとするし，思わずあっちにいってと怒鳴ってしまう」というＡ男に対する心情を初めて吐露した。主治医は「子どもだか

らといって，無理に愛そうと思わなくてもよいのではないだろうか？」と話して，以前「この子が良くなる可能性に掛けたい」と言われた実母の言葉を繰り返し，子の改善を願う親へ敬意を表しながら，それにしてもこれまでの養育の苦労は並大抵ではなかっただろうことを伝え，実は親子といえども，相性的に必ずしもうまくいくものではないこともあるだろうと話した。その後実母は，「以前はＡ男の行動に腹を立て，Ａ男に暴力を振るうことがあった。これって虐待ですよね。今はＡ男の行動が病気からきているとわかったので，できるだけ手を出さないようにしているんです」と語った。8月以降も，実母は「親からもおまえが（Ａ男に）冷たいから，Ａ男はあんなふうなんだといわれた。実際かわいいと思えない，でも努力している」「主人がうまくＡ男に関わってくれて感謝しているが，自分はうまくできなくて情けなく思ってしまう」と，どうしてもＡ男に対する拒否的な気持ちを改善できないもどかしさ，子育ての努力に対して周囲が評価してくれないことを泣きながら訴えるようになった。このような実母の不安定な気持ちがしばらく続き，時に薬物を勝手に止めて，Ａ男のライターによる火遊びや学校場面で集中力の悪い行動を目立たせてしまうということも生じた。この時点で，実母の精神的休息を目的に，Ａ男の短期入院を何度か勧めたが，実母は精神病院への入院に対し「抵抗がある。夫も家で育てるといっているので」と断っていた。主治医としては，無理強いせず「そうだね，でも子育ては，時に休息というご褒美があってもよいはずなんだよ」とだけ訴え続けた。また，児童相談所には，現在は危機介入的な時期とは思われないが，実母による虐待行為がエスカレートしつつあること，実母が疲労困憊していることを連絡しておいた。

　Ｘ＋1年1月，実母はそれまで極力抑えていた暴力をＡ男に振るってしまった。その後は，実母のＡ男への叱責，体罰がエスカレートし，時には暴力を押さえる代わりに「もうあんたなんて知らない，どこへでも行けばいい」「前のお父さんのところへ行きな」といった痛烈な見捨ての言葉をＡ男に投げかけることも認められるようになった。一方で実母は「以前か

ら落ち着かず，乱暴なA男のことを，近所の人たちは，『(私が) この子をいじめているから，きちんと育てていないから』と噂していた。問題児の母とか，だめな母といわれてきた」と語り，これまでの閉塞的な子育ての辛さを話した。

主治医は，「そうだね，一般的には以前おっしゃっていたように，虐待といわれる行為だろうけど，今はA男とお母さんとの関係が悪循環になっているように思われる。少しお母さんの休息も必要だよ」と伝え，養父にも，「小学3年への進級時は，担任が替わりクラス替えも行われるといった環境変化のため，A男の行動観察と薬物調整の再検討が必要になる」と説明し，重ねて短期間の入院を勧めた。

X+1年3月，実母は「春休み中の1週間だけなら入院できる」と話され，A男も入院に納得したため，4月上旬に当院児童病棟に任意入院した。

入院の目的は
①家族全員，特に実母に精神的休息をとってもらう
②生活場面を観察し，薬物の効果を再確認する
こととした。

病棟生活は，自由時間を含めて日課表を看護者と一緒に作り，日中は病棟保育士による個別学習を行い，その成果を適時保育士が誉めて認め，朝には看護者と一緒に過ごし方の見通しを確認し，夕方には同じ看護者と1日の生活の振り返りを行い，必ず「上手にできたこと」を最低1つは明確にさせ，A男に良い評価を与えることで，A男の自己評価を下げないよう心がけた。

さらに，A男の病棟生活で認められる症状の程度をチェックして，薬物の効果や関わりの効果を明確にした。図2にあるように薬物の効果は良好で，個別指導時の注意集中のよさも確認できた。また入院後4日目に面会に来た実母が，「入院させてよかった。今日A男に会ったら，初めてかわいいと思えた。以前は近づいてきただけで気持ち悪いという気持ちがあったけど，今はいとおしい気持ちなんです」と自分自身の心の変化に戸惑い

②　多動性障害と虐待　49

		項　目	症状なし	軽症	中等症	重症	極めて重症
不注意	1	細かく注意を払えず、うっかりミスが多い	●	○◎			
	2	作業や遊戯の活動に注意集中を維持できない		●		◎	○
	3	言われたことを聴いていないように見える		●		○◎	
	4	指示に従えない・仕事を完遂することができない		○●	◎		
	5	課題や作業をとりまとめるのが下手			○		
	6	精神的集中を要する課題をさけたり、嫌う	●			◎	○
	7	勉強・活動に必要な特定のものをなくす	●◎				
	8	外部からの刺激で容易に注意がそれてしまう			●◎	○	
	9	日常の活動で物忘れをしがち	●		◎		
過活動	1	座っていても手足をモソモソ、身体をクネクネさせる		◎	●		○
	2	教室内で、または着席しておくべき状況で席を離れる			●	○	
	3	おとなしくしているべき状況で、走りまわったりする		●		○◎	
	4	遊んでいて時に騒々しい、レジャー活動に参加できない		●		○◎	
	5	過激な動きすぎのパターンが特徴的で、社会状況や要請により変わることはない		●	○◎		
衝動性	1	質問が終わらないうちに、出し抜けに答えてしまう		●	○◎		
	2	列に並んで待っていたり、集団の場で順番を待てない		○			
	3	他人を阻止したり邪魔したりすることがよくある		○●◎			
	4	社会的に遠慮すべきところで不適切なほどに過剰にしゃべる			○●◎		

○：薬物（リタリン）　未服用時
●：薬物（リタリン）服用2時間後
◎：薬物（リタリン）服用6時間後
注：評価できる場面がなかったときは、空欄になっている

図2　A男の行動の変化

ながらも，満面の笑みを浮かべながら話されていたことが印象的であった。こうして予定の1週間の入院後A男は退院した。

　退院後の外来受診の際，実母が最近親しいクラスの親たちに「うちの子は多動性障害という生まれつきの特徴をもっている子で，はしゃぎすぎたり，乱暴を働いたりすることがあるけれど，わかって欲しい」と告白したところ，親たちから「そうだったの，大変だったわね」「知らないから，乱暴な子どもとか思っていたけど，ごめんなさいね」「なにかあったら相談してね，力になるから」などといわれたと話された。「（親たちの反応がとてもよかったので）もっと早く話せばよかったと思うけど，入院して開き直ることができたから」と，生き生きとうれしそうに語った。

　A男は，退院後3年生としての学校生活が始まるため，主治医は両親とA男の同意のもと，5月中旬にA男の小学校へ出かけた。この学校訪問は，入院状況の報告も兼ね，A男の授業を見せてもらい，個別指導導入のお知らせ以来，いまだギクシャクしていた学校と養育者の関係を修復し，担任を中心にすべての職員へA男を理解してもらうことを目的とした。以前別の学校に勤務していた時，ある生徒の相談で良い関係を結べていた教師が，4月からこの小学校に転勤しており，彼からA男の個別指導の担任になったことが事前に連絡されていた。主治医は，実母の心境の変化に加え，学校側の窓口もはっきりしたため，以前からも学校との連携・連絡がスムーズにいくであろうという予測を立てた上での学校訪問であった[5]。

　一般クラスでのA男の授業態度は，積極的に意見発表していたが，確かに落ち着かず，集中が長続きせず，途中で遊びになってしまっていたが，それでも最後まで教室から出ることなく過ごせていた。一緒に参観した個別指導の担当教師や教頭の話では，これまでの学校生活で一番落ち着いていた授業態度だったという。

　その後，担任と個別指導の担当教師，教頭，校長，さらに地元の教育委員会からの担当者が参加して，A男についての話し合いがもたれた。そこではこれまでの治療経過を含め，多動性障害の認めにくさを理解してもら

い，なによりも大切なのは子どもの自尊心を守ることと養育者の支援であることを確認した。席上，やはりこれまでの実母の風評が話題になったが，最近の実母の心情を代弁することで「先入観や，きめつけの気持ちは怖いものですね」といった校長の言葉を聞くことができた。さらにできるだけ多くの関係者に理解してもらうよう30分ほどの昼休み時間を使って，全校教師とともに多動性障害の学習会を行った。病院に戻り，あらましを実母に伝えたところ，「(学校を挙げて，また教育委員会までもが参加しての検討学習会を行ったことに対し) とても驚いているが，感謝している」と述べ，これからもいろいろあるとは思うが，Ａ男と共にがんばっていきたいと話された。

　現在もＡ男は，一般クラスと個人指導クラスを併用した形で教育を受けているが，経過は比較的良好である。特に薬物の効果が薄れる時間帯には，個別指導の教師はＡ男の好きなコンピューター遊びなどを導入して，集中できるメニューの工夫をしている。

　もちろん，すべてがうまくいっているわけではない。Ａ男は禁止されているライター遊びを繰り返し，再三注意されたりしているし，実母も叱責や時に手がでてしまうと診察室で話される。今後も特にＡ男のライフステージに応じた精神的成長に呼応して，いくつかの越えなければならない山があるだろうと思われるが，はじめの頃，この母子に認められた殺伐とした雰囲気が和らいできたことだけは，今のところ確かである。

IV 考　察

　虐待が起きるときの条件とは，虐待しやすい親，生活上のストレス，社会的孤立，親の意に添わない子ども，の4つが揃っていることが多く，逆にどれか1つをなくせば，虐待は改善する可能性があるといわれている[6]。

　本症例は，発達障害という観点や家族関係あるいは母子関係という視点からなど，いろいろと考えさせられる症例であるが，今回は虐待をテーマ

にしたケース研究であることから，本症例を通して「虐待の条件緩和」という観点で考察し，今後の親への心理療法における課題にのみ言及する。

1．本症例における虐待条件の成立過程

　実母によるＡ男の受容を困難にしている要因の１つに，Ａ男のもつ多動性障害があることは明らかで，実際実母は，出産後からＡ男に対して愛情をもてず，3歳前後の時から，Ａ男に対する叱責や体罰を行っていた。しかし，実母はＡ男妊娠中から流産の危険性を指摘され，医師と実父から中絶を勧められていたのを押し切って出産に臨んでいる。実母にとってこの出産は，実父との関係修復的な，あるいは実父への情緒的な反抗・反発といった，なんらかの意味があったのでないだろうか？　未熟児で生まれたＡ男は，人見知りの少ない，逆にいうと実母に強くなつく子ではなく，抱き上げるとよく泣く，手のかかる子どもであった。どうしてもＡ男に愛情がわかない実母にとって，こうしたＡ男の態度は，「実母への情緒的拒否」と感じ取られた可能性がなかっただろうか？　さらに，全般的にやや発達が遅く，1歳時には熱性けいれんが認められたＡ男に対し，反対を押し切ってまで産んでおきながら軽度の障害をもたせてしまったという罪責感や産まなければ良かったといった後悔などを抱いてしまわなかっただろうか？

　さらに子どもに対して優しく，面倒見が良いという再婚した養父の存在が，かえって実母の無力感を際だたせてしまわなかっただろうか？[7]

　ここで生じた虐待は，以下のような相互関係の中で生じたと推測される。すなわち，未熟児で生まれ，手がかかる一方で育てにくい子どもという特徴を有しているＡ男に対し，実母は本当に望んだ出産ではなかったという負い目，発達の遅れをもった子を育てるという親の精神的負担，実母としてＡ男に認識されていないのではないか？　という不安などという特徴ある認知・解釈の仕方があったと思われる。「虐待しやすい親」と称されるＡ男の実母は，こうしたわが子の特徴を上手に受容できない要因を抱えていた親であると仮定すると，実母もまたケアを必要としているという見解

に立つことができる。臨床の現場においては，不適切な子育てを一方的に責めることにはいかほどのメリットもないことに留意したい[8]。

　また，この家族の「生活上のストレス」として，経済的な不安があげられる。入院の勧めにすぐ応じられなかった原因の1つに，夫の収入の問題があった。さらにA男との生活に対し「かわいいと思えない，近づいてきただけで気持ちが悪い」といった実母の情緒的反応が，家庭生活のさまざまな場面に大きな影を落としていたと思われる。面接の中で，「近所の人たちは，『（私が）この子をいじめているから，きちんと育てていないから』と噂していた。問題児の母とか，だめな母といわれてきた」と，実母は地域住民から非難され，クラスの親たちからも「授業妨害する子ども」の親という目に晒され，ここでも「きちんとしつけをしていない実母」と一方的に非難されていたことを告白している。また，自らの親からも「おまえが（A男に）冷たいから，A男はあんなふう（乱暴で落ち着きがない）なんだ」と指摘され，夫が優しく対応すればするほど「主人がうまくA男に関わってくれて感謝しているが，自分はうまくできなくて情けなく思ってしまう」と，自責的になり自分を追いつめてしまっていた。こうした実母の「社会的孤立」と無力感による精神的ダメージは根が深く，地域社会では援助を求めたりできず，人を信じ，頼る気持ちをもてなかったように思われる。一気に心配なことを羅列し「問題あるA男」を際だたせてしまった殺伐とした初診時風景も，これまで何とかしたいと思いつつ，誰にも相談できなかった実母の心情と置き換えると，実母の孤立感がよくわかるように思われる。

　そしてA男が「親の意に添わない子ども」であることは明らかである。すなわち，本症例は虐待が生じる4条件を十分に満たした上で生まれたといえる。

2．虐待条件の緩和過程

　治療は，「いうことを聞かない問題児のA男へ，つねに不適切な関わり

（強い叱責や体罰）をしてしまう養育能力に問題のある実母」というコンテクストを「生来性に脳の機能的な問題をもち，それゆえに注意集中が悪く，落ち着けないA男に対し一生懸命関わってきたが，良い結果が得られず苦しんでいる実母」という新しいコンテクストに置き換えて提示し，現在の問題をA男および実母のいずれにも原因を求めず，どちらかというと両者が「多動性障害」の被害者であるということを強調した。これが初めての一歩である。

　一般に，虐待されている子どもに多動性障害が認められやすい[9,10]，あるいは被虐待児が多動性障害と誤診される場合があるという報告も少なくない[11]。また，多動性障害をもつ子どもの養育の困難さについても，これまでもいくつか報告されている[12]。

　実際の臨床場面では，生命的危機といった緊急的な介入を急がない場合においてのみ，「虐待」を一時棚上げした上で，問題の外在化をはかることが，親と治療者との関係性を円滑に成立させる一助になるように思われる。Arnold,L.E.[13]が強調するように，目の前の親子関係が形成された経過を理解するように努め，できるだけ早期に親の罪悪感と絶望感を拭い去る援助をすべきである。そのため治療者は，これまでの実母の養育の大変さを強調し，子育てに伴う実母の苦労をねぎらうほうに力点を置いた関わりを重視した。治療中，実母が「私は，A男の問題が多動性障害という病気であること，少なくともA男の性格ではないことがわかってほっとした。病気なら良くなる可能性がある」と述べたことは，虐待する親というラベリングの代わりに，積極的に治療に理解を示し，協力する親という役割を手に入れることができてきたと判断できる。

　薬物療法が比較的奏功し，学校と家庭での言動が改善した後，実母はみずからの不適切な関わりを振りかえり，「虐待」をしているのではないかという不安を吐露する。ここで治療者のとった態度は，あくまでも「多動性障害」に立ち向かうことのしんどさを中心に据えながら，「互いの相性もあるし，無理に子どもを愛そうとしなくてもよいと思う。それよりも大

変な子育てをして疲れ果てた親にとっては，しばしの休息も必要」と短期間の物理的な分離を示唆し続けた。ようやく果たした短期入院中の実母の心情の変化は，治療者にとって意外なほどであった。しかも入院直後には，クラスの数名の親たちにＡ男のもつ問題を告白している。「わかってもらえなくてもよい」といった気持ちだったと後に実母は述べているが，このときの周囲の反応は，それまで孤立無援だった実母を精神的に支援し，勇気づけたと思われる。この実母自身の積極的な自己開示の意味は，その後の治療の流れの分岐点だったように思われる。

治療者は，生活上のストレスや，親の意に添わない子どもと感じざるを得ない大きな要因は，Ａ男のもつ「多動性障害」のためであると主張し，実母が子どもとの円満な情緒的交流を困難とし，結果Ａ男に不適切な関わりを呈してしまうことの理由を外在化することで，実母のＡ男への対応を責めないという構造を治療の場に作り出そうとした。そのため実母は，治療者を信頼し，Ａ男の薬物療法や入院治療をも受け入れてくれたのだろうと推察できる。実母は，Ａ男の症状軽快と共に，これまでの子育ての辛さを治療者に吐露していく中で，徐々にＡ男との関係を虐待と認識していることを告白した。子育てに呻吟していた実母が，ようやく自分の殻を脱いで，苦しんでいる姿を外（治療者）に見せたように思われた。ここで治療者はＡ男への対応改善を実母に迫らず，Ａ男よりもまずは自分を大切にするべきだと育児の休息を提案した。この時点での実母は，まだ精神的にも社会的にも孤立しており，Ａ男とのより良い対応という課題に立ち向かわせることは得策でなく，もっとさまざまな資源を利用して，「休息」を正当化する経験をもつべきであろうと思ったからである。そうしたなかで，実母は自ら孤立感からの脱出を試みて，さらなる自己開示を行い，多くの賛同者，支援者を手に入れることができた（社会的孤立の軽減）。

また，治療者が病状報告と今後の対応策の検討という大義名分のもと，学校に足を踏み入れることで，これまで修復しにくかった学校との関係を調整することができたことに触れておきたい。入院中の経過や薬物の効果

を客観的に提示し，なによりも大切なのはA男の自尊心と養育者の支援であることを確認したところ，「先入観や，きめつけの気持ちは怖いものですね」と実母を低く評価していたことを省みる校長の言葉を引き出すことができた。多くの参加者のもと行われた検討会での関係者の思いを，ある程度実母に伝えることができ，実母の孤立感はさらに癒されたのではないかと思っている。大切なことは，こうした親子・家族を孤立させないこと，関係者が束になって関わって支え合い，すこしでも良い方向へ向けようと努力し続ける姿[14]ではないだろうか。

3．母親への心理療法における課題

　最後に，今後の課題について簡単に述べる。入院後数日でわが子をかわいいという実母の言葉に，治療者は感動しつつも，「入院した子どもを気遣う実母」という役割を過剰に演じようとしているのではないだろうか？ 実母は，治療者の気持ちを取り入れて，治療者の気持ちに応じようとしてはいないだろうか？　という危惧を抱いた。治療者の理解から始まった実母との関係性は，実母にささやかな安心を贈ること（治療関係のなかの愛着形成）に成功したように思われるが，こうした過剰適応の裏に，実は実母自身が良い関係性の中で育つ機会をもつことができなかった子ども時代を読みとることはできないだろうか？　治療者は，A男を受け入れようとしている実母の心に，「受け入れられ，癒されることを願う子ども」の存在を読み解く必要がある。今後，形成途上の治療関係のなかの愛着形成を利用しつつ，世代間伝達の鎖を切る作業としての，実母へのさらなる治療的展開が待っているように思われる。

Ⅴ　おわりに

　以上，多動性障害をもつ子どもと虐待的に関わってしまう実母の治療経過を報告した。危機介入のバランスを視野に入れながらも，親が子どもに

うまく関われない点を，子どものもつ多動性障害に転化することで，虐待の条件である親の意に添わない子どもへの感情的問題や生活上のストレスが軽減し，関係者が理解を示すことで親の社会的孤立感も改善した。実母への治療者からの安心の提供（治療関係のなかの愛着形成）は診察室内だけでは困難で，入院による休息の保障や実際の現場に出向くといった「行動してくれる人」[15]という姿勢を示す必要があった。

こうした実際の支援が，親に内在する父あるいは母性を育む機会を提供する場合になる可能性[16]があると筆者は考えている。

本症例は比較的良好な経過を辿ったが，虐待問題は努力が必ずしも報われるばかりでないこと，あるいは支援する者が支援に酔ってしまい誤った自己完結に至らぬよう常に自戒しつつ，われわれは臨床を続けるべきである。

参考文献と注
（1）西澤　哲（1994）子どもの虐待　誠信書房
（2）緒方　明（1999）行為障害を呈した注意欠陥／多動性障害（ＡＤＨＤ）への生物・心理・社会的アプローチ──家族療法の視点から　家族療法研究　16（2）；106-112
（3）子どもにおける薬物療法の説明については慎重に行わなければいけない。とくに多動性障害については，いまだ明確な基準がなく，親と本人への十分な説明と同意が必要であろうと思われる。
（4）Clifford L. Corman, M.D. and Esther Trevino, M.F.C.C.（1995）EUKEE THE JUMPY JUMPY ELEPHANT（この絵本は，周囲に認められることで，多動性障害の子どもが大きく改善するということをわかりやすく説明するテキストで，われわれは私訳して臨床に用いている）
（5）連携とはいっても結局は理解ある人の繋がりである。連携をとるべき部署に事前にわかり合えそうな人がいるかいないかが，大きなポイントになる。
（6）小林美智子（1999）わが国における子ども虐待の実態と対応　保健の科学41（8）；571-576
（7）これはあくまでも治療者側の推測であり，面接中に確認したことは一度もない。実母に虐待の世代間伝達が存在したか否かについても尋ねることはしていない。
（8）保坂　渉（1999）虐待──沈黙を破った母親たち　岩波書店

(9) Harold I.,Kaplan,M.D. & Benjamin J.,Sadock,M.D. (1997) Kaplan & Sadock's Synopsis of psychiatry (8th ed) WILLIAMS & WILKINS
(10) Terr,L.C. (1991) Childhood traumas:An outline and overview. American Journal of Psychiatry 148;10-20 (田中康雄訳 (1998) ; 子ども時代に受けた心的外傷について——その輪郭と全体像 精神科治療学 13 (2) ; 259-263)
(11) Jean M.Thomas. (1995) Traumatic Stress Disorder Presents as Hyperactivity and Disruptive Behavior:Case Presentation, Diagnoses, and Treatment. Infant Mental Health journal 16 ; 306-317
(12) Woodward,L.,Taylor,E., Dowdnney,L. (1998) The Parenting and family functioning of children with hyperactivity. Journal of Child Psychology & Psychiatry & Allied Disciplines 39 ; 161-169
(13) Arnold,L.E. (1978): Helping Parents Help Their Children. Brunner/Mazel, (作田 勉監訳 (1981) 親指導と児童精神科治療 星和書店)
(14) 田中康雄 (2000) 認めあい, 支えあって, 生きる I Feel〜読書風景 11 紀伊国屋書店
(15) 村瀬嘉代子 (1995) 子どもと大人の心の架け橋 心理療法の原則と過程 金剛出版
(16) 田中康雄, 毛利義臣 (1995) 注意欠陥 (多動) 障害児にみられる情緒的問題——情緒障害の特徴と親の養育態度 小児の精神と神経 35(4);301-311

コメント1　多動性障害と虐待

本間　博彰

　児童相談所嘱託医であり，かつ道立病院精神科病棟をマネージする立場にある児童精神科医師が注意欠陥多動性障害（ＡＤＨＤ）という障害を有する小学2年生の男児に対して危機介入的に入院治療を行った事例である。
　この事例は，子どもが未熟児であったこと，障害児であって成長とともに多動性障害による問題が出現し親が混乱の度合いを深め，それに母がもともと抱えた問題が上乗せされ，虐待の落とし穴にはまりこんでゆくプロセスとその解決を描いたものである。学校の対応の行き詰まりにより，児童相談所を経て，ぼろぼろに傷ついた母と子が筆者と出会い，新たな問題設定と治療的な介入のもとに母子それぞれの問題に取り組み，虐待と混乱が消退しつつあるという経過である。
　とりわけ虐待ケースでは治療的枠組みや治療戦略が重要でかつ柔軟性を必要とするが，この事例の治療契約は，「子どもの困った言動をいかに治すか」ということで，この問題設定は児童虐待をしている親の混乱や治療者側の複雑な気持ちにブレーキをかけるのに大きな役割を果たしていると思う。たとえ育児の大変さの中で虐待が発生しているとはいえ，母親の虐待行為にはなかなか穏やかではいられないであろうし，そして同時に母親に対しても治療の対象者として関わり，治療に乗せてゆくためには意識的な戦略が必要になろう。他者から責められ自分からも責められているという思いにあるのが虐待の親のごく普通の心情であろうが，この問題設定により，母親は多少なりとも自責の念から解放されることになろう。特に自分が子どもの時代に虐待を受けた親であれば，この責めと赦しをめぐって混乱していることであろうから，なおさらこうした混乱に一定の枠組みを

することが必要になる。

　積極的な治療介入が試みられているが，注意欠陥多動性障害の診断で薬物治療（リタリン）を行い始めると児の行動が改善の方向に向かい，次に母が「Aをどうしても可愛くない」と吐露する。ここで吐露される心情は危険を押して生んだことにまつわるAに対する思いや，Aの行動面の大変さから出てきたことだけに由来するのであろうか。Aは母の解決されていない自己感の外在化の対象でもあるはずである。母にとっては児は一体化した自分の一部となっているはずで，Aの中に自分自身を見てきたと思う。自分の一部をAに外在化してそれでAを責めてきた節もあろう。そのAが良くなるということは手放しで喜べるだろうか。それこそ母が自分自身に抱いている不全感をどこに向ければ良いのか。こうした心情も手伝って母はAを可愛く思えないと言ったのではなかろうか。母親の自己愛の低さが表れた言動であろう。母にとっては，自分だけが取り残されることがなく，自分もAと同じように良くなってゆくことが望まれているのであろう。この時点で，短期の入院といった強力な治療介入がなされ，母のAに対するポジチブな感情が芽生えてくるが，こうした積極的な行動的な介入は今後の虐待事例の治療をする上で良いヒントを与えてくれる。このことにより，わずか1週間の入院で双方に心理的な距離がとれ，母が児から分離する機会を提供したように思われる。

　虐待は，この事例のように児のもつ障害が親の不安や育児の不全感を招いた結果として発生する場合もあり，この事例は虐待に関わる子どもの側の問題にもっと関心を向ける必要性のあることを教えてくれる。また虐待という事態は，虐待を目の当たりにしている人びとを不安にさせたり，混乱に陥れ，そのために学校などの対応に問題が出てくるが，関係者の検討会を開くなどの介入も必要になる。筆者が言うように「行動してくれる人」の存在がとても重要であろう。

コメント2　多動性障害と虐待

岩田　泰子

　筆者はやわらかな対応の中に，ケースをしっかりと見立て，それに対応するために明確な意図をもって母親と接している。外在化の問題，障害の診断，薬物療法，教育現場との連携，福祉機関との連携，短期入院による母子分離と子どもの状態像の把握，家族調整など，考えられるほとんどすべてのことが想定されている。

　問題の外在化をはかることは大変重要なことである。それは混乱の悪循環の沼から一歩抜けだし，1人でかかえてきた重い荷を降ろしてほっと一息つけることにつながる。そしてその当事者が事態をおちついて見つめやすくする。沼のほとりにちょっと腰をおろすところがあり，そばに1本の木が葉を繁らせて強い日射しや風から旅人を守ってくれる。そんな情景が浮かぶ。問題はまず外在化された後，整理され修正され癒されて大切なものとして心の内に帰ってゆくことであろう。それは子どもの一つひとつの問題であり，周囲との関係であり，母親自身の心の問題でもあろう。

　その問題を外在化することの大きな部分に，障害の診断があり，薬物療法のすすめがあった。障害がある，または薬物の効果があると告げることは，ケースによっては親の子どもへの拒否感がより強くなると思われがちだが，意外（というべきかどうか）によい結果をもたらすことが少なくない。障害を認めることは親として何をおいても辛いものがあろう。否定したい気持ちやむしろ育て方が悪かったと考えたいところもあろう。しかし次に，「そうだったのか，自分のせいだけではなかったんだ」とこれまでの子どもの大変さに合点がいく，それがよいターニングポイントになることがある。もちろん障害の診断を告げるときには，それまでの努力，苦労

をねぎらうとともに，対応の方法があり，良くなる可能性があるという説明がされなければならないのはいうまでもない。そして同時に子どもの優れた点も伝えていく必要があろう。このケースの発達テストの結果に，理解と絵画配列の項目に高い得点がでているのは，養育上で積み重ねられてきたものであると考えられ，それは母親がこれまでていねいに子どもに教えきかせてきた努力が成功していると伝えることもできる。

　入院による極く短期間の母子の分離と症状観察は治療の中で効果的につかわれている。これは年少の子どもには特に有効である。外在化のところで述べたように，短期間でも預けることでほっとして自分や子どもや家族，お互いの関係について客観視するゆとりが生まれる。そしてこれがまた2つ目のターニングポイントになっていった。

　教育との連携でも自ら行動しリーダーシップをとっていく筆者，そのやさしさの裏に患者と家族を守る鉄壁の構えをみた思いである。

　このケースでは母親自身についての話は出ていないが，これは時期尚早として母親も治療者もあえて触れないできているのであろうか。子どもの問題は，成長するに従ってまた続くであろうが，一段落したこれから，母親自身のかかえる問題を取り扱っていくことになるのかとおもわれる。

3

被虐待児の入院治療
看護の立場から

福地　由紀子

I　はじめに

　子どもが生まれるということは，親子にとって新しい生命に出会えることとともに新しい人生の始まりでもある。
　「幼子と親との世界は基本的には確かな安らぎが親によって保障される，温かく静謐な一体感のある2者関係の世界である」[1]と述べられている。親と信頼関係を築く中で安心して食事，排泄，睡眠，泣く，笑う，ぐずる，甘える，怒る，遊ぶなどの自己表現ができるところから始まる。この乳幼児期に身体的，心理的虐待を受けた子どもは成長するにしたがって，盗み，嘘，頑固，嫌がらせ，集団不適応などの種々の問題がおこり，周囲が混乱する。
　今回，嘘，盗みを繰り返す女児の入院生活の中で看護者とのやりとりに焦点をあて，患者の思い，看護者の思いや葛藤について振り返り，その経過と成長の過程を4期に分けてまとめ，考察を加えて報告する。

II　病棟の構造と学校教育

　当センター精神科は2病棟各20床である。常勤医師は5名，看護者は婦長を含め各病棟17名である。受け持ち制をとっているため，入院から退院まで受け持ち看護婦が中心となって看護計画を立てる。

　病棟では看護者と1対1の安定した関わりをもち，基本的信頼関係をつくることを第1にしている。スタッフや子ども同士の触れあいの中で患者が成長できることを考えて運営されている。

　その他のスタッフとして臨床心理士は精神科病棟とも関わりが深く，年間行事，週間プログラム，心理テスト，子どもの個人の精神療法，親のカウンセリングなどを行っている。また作業療法士の精神科担当者は集団作業療法，個人作業療法を行っている。個人作業療法は，集団へ適応するための準備，促進，登校する中でのさまざまな危機を乗り越えるためのフォローである。対象としては，集団作業療法へ参加する前，もしくは参加中，または登校を始めた子どもの中で1対1の関係が必要な子である。

　病棟の患者の年齢構成は小学生，中学生を中心に3歳くらいの幼児から高校生くらいまでであり，疾患別では分裂病，摂取障害，心因反応，ヒステリー，行為障害，強迫神経症などである。

　院内には養護学校が併設されている。

III　症　例

1．K子（11歳女子）　主訴：嘘，盗み

　K子は両親と3歳上の兄，それに6歳と2歳の妹との6人家族。出生時体重は1,800グラムの早産で50日間入院をした。その後の発育は順調であった。会社勤めの父の転勤に伴い，海外を含め6回転居している。

　母は出産直後から父親似で顔立ちの整ったK子をかわいいと思えず，父

がK子を抱いたりすると，なおいっそうK子のことが憎くなったという。1歳半頃より母はK子に辛く当たるようになり，熱湯をかけたり腐った物を食べさせていた。2歳には身辺の自立をさせるために食器の片づけをさせるなど厳しくしつけをしていた。幼稚園に入園したK子は全身の無数の傷に加え，下半身に大きな熱傷を発見され，虐待されていると保母より市役所へ通報された。7歳で海外転居し途中一時帰国，10歳で日本に帰国した。小学校4年生特殊クラス対応として編入した。そのころの母は以前ほどの暴力はないものの，何かにつけて怒っては叩き，食事の盛りつけを減らす，無視をするという扱いをしていた。K子も教室内をうろつく，給食を盗んでは食べる，近所の家に勝手に上がりこみ冷蔵庫の物を食べる，物を盗むなどで評判になっていた。それとともに，小さい頃から母に虐待されているという噂がつきまとっていた。学校の教師らはK子に毎日パンを買い与え，家に帰りたがらないK子に対して熱心に面倒をみていた。しかしK子の問題行動はひどくなるばかりであり，父が児童相談所に相談して入院治療をすすめられて当センターに紹介され，5年生の3月下旬に入院した。

2．第1期（3〜5月）

入院に対する期待と不安の中で良い子になろうと努力をみせながら，素直になれず精一杯突っ張っていた時期。

当日，両親に付き添われ病棟に来たK子は，年齢よりも小さく，古い衣類を身にまとい緊張し，言葉もなくかしこまっていた。最近の子には珍しく手足が霜焼けで赤くなっている姿がとても痛々しく見えた。

母に家での状況を聞くと，「この子は盗みをしたり意地悪するんです。いつもは兄が面倒をみていますけど素直じゃないし，文句を言ったり嘘をつくんです」とK子の前で言い放っていた。主治医からは，「お父さんとお母さんに一杯お金をもらったからほしい物はどんどん揃えるから，人の物は盗らないでね。たくさん遊んで元気な子になろう」と伝えられ，K子

もうなずいていた。物を盗るからと満足に買い与えられない経緯があり，母親から日用品代を預かり，看護者が「贅沢をさせるつもりはないが，物で不自由な思いをさせたくない。その上で物の大切さを教えたい」と母に説明していった。

　両親が帰ると早速，病棟にあるオモチャに目がいき遊ぶが10分しかもたず次々と興味が移り，集中して遊ぶことはなかった。たまたま他児がしていた髪止めのゴムをほしがったため，ゴムは明後日買いに行こうと約束し，K子も楽しみにしていた。しかしその日の夜，なかなか眠れずにいたK子は他児の髪止めをつけて看護室にやって来た。どうしたのか聞くと，悪びれた様子もなく看護者に手渡した。盗った物は翌日持ち主に返して謝らせるとともに，なぜ盗ってしまうのかを一緒に考えていくようにしようと話した。約束をしていたにもかかわらず，欲しいと思った瞬間に手が出ていたようである。この入院当日の出来事だけでも，今まで随分大変な生活だったのだろうと思う反面，これからどのような事が起こるのだろうと思わずにはいられなかった。

　入院は4人部屋から始まった。当初は見るものすることが初めての体験であり，喜々としていたが，遊びの場面ではじっくり取り組めず，トランプに加わってあれこれやりたいと言うが，途中で「わかんない，むかつく」と止めて落ち着かなかったり，スポーツをしに行っても他児と遊べず1人孤立しがちであった。看護者と1対1の時間をもち，大人との関係作りから始めることにすると，花を摘んだり人形の服作りをしたり，そして時には中庭にゴザを敷き，ゴロゴロして「猫になる」と毛布を持ってきて寝ていることがあり，穏やかに過ごすことができるようになった。本人にとっても楽な様子であった。時々「赤ちゃんになりたい」と言うため抱っこやおんぶをするが，少しだけ身を委ねるとすぐ離れてしまい，また手をつないでいる時などはハッとして手をすぐに離してしまうこともあった。この時期は緊張感も強く，自分を抱きとめてもらいたいという甘えの気持ちが前面に出せないでいる様子がたびたび見受けられた。友達との関係作りで

はどのように接したらよいのかわからず強引になり，思うようにいかないと誰かれ構わず相手の気に触わることを言っては嫌われ，看護者が話をしても「私は今までさんざん怒られてきた。どうせ嫌われ者だから」と突っ張り，開き直っていた。この頃，同室児の切手やリップクリームがK子の床頭台から出てきたり，他児の物を勝手に使うことが続いた。K子は「面会の時，お母さんに知られて怒られる」と心配していたが，「誰もお母さんには言わないよ。欲しい物はなるべく買ってあげる努力をしているんだよ。人の物を盗るのはいけないことだよ。相手の子に謝ろう」と伝えられる。「今まで人の物を盗るからって買ってもらえなかった」と言いながら，涙をポロポロ出して泣いていた。

　生活体験の乏しさが明らかとなったこともあり，社会経験をさせるために近くのスーパーマーケットや商店街へ行く機会をつくり，看護者が付き添ってK子の希望を聞き，一緒に選んだりした。

　ある日，看護者に引率されてドラえもんの映画を見に行くことになった。目に見えるもの耳に聞こえるものすべてに「あれは何？」と質問をした。「映画は初めて」と不安を隠しきれず，上映中はスクリーンに集中することができなかった。一時笑うことはあっても内容を完全に理解しておらず，「怖い」「帰りたい」「あと何分？」と言って何とか座っていた。K子にとって生まれて初めての体験だが，楽しいと思えるものが怖いと感じるなど体験の乏しさを改めて感じた。

　一方，1週間2回の母との面会をK子は心待ちにしていた。しかし親子の会話はなく，母はいつも雑費の明細書に目を通し，使いすぎだとK子を怒ることが多かった。K子は母の日にカーネーションを作って母に手渡すが，母は困った顔をして袋に入れてしまった。このようなことが毎回あり，看護者は間に入り，子どもの様子を伝えていったり，母親をねぎらうなどの言葉をかけて緊張をほぐすような関わりをしていった。

　入院2カ月を過ぎた頃，養護学校の校外学習に参加した。それをきっかけに午前中のみ登校することになった。しかし半月もすると登校を渋り，

疲れた表情をしていた。大人には精一杯の気遣いを見せていたが，体験不足と自信のなさから緊張が強く，集団の中で過ごすことがK子にとっては負担であったようだ。度々発熱など身体症状が出た時にだけ自分をゆだねることができた。

　そんなある日，「良い子でいたいけど，そろそろ駄目かも知れない」と受け持ち看護者に初めて弱音を吐いた。期待をもちながらもうまくやっていけない自分，頑張れない自分を感じていたように思う。

3．第2期（6～9月）

　赤ちゃんのように甘えてすがりたいという思いと，「私は悪い子」といった否定的なイメージの間で揺れながら，大人の反応を確かめていった時期。

　登校をして半月経った頃，疲れたと言っては1日中パジャマで過ごす事が多くなり，突っ張ることよりも甘えてぐずることが増えた。K子が「今まで床にゴロゴロしていたから椅子に座っているのは疲れた」と言ったこともあり，学校を1学期の間休むことにした。

　他児との関係では，相手を攻撃したり振り回していた。甘えたい気持ちは際限なく，看護者の後をくっついて回り，看護者が他児と関わっていると激しく嫉妬した。「私のこと嫌いだから遊んでくれないんでしょう。良い子なんて嘘だ！ 皆嘘言っている。お母さんは悪い子と言った。治らないから刑務所に行きなって言っていた。お母さんだけが悪いんじゃない。私が悪いんだ」と被害感を募らせ，興奮して自暴自棄になり物を投げたり人を叩いたりした。連日このような状態が続いたため一時的に個室を使用したり，何とかわかってもらおうと話をしてもK子の心には誰の言葉も入っていかなかった。K子はゆだねたり甘えたりすることもできて，こちらの言葉も入るようになるなど，ある程度信頼関係がとれていたと思っていた私たちは落胆した。際限ない要求や激しい嫉妬をするK子を受け止めることが難しく，限界を感じていた。そして看護者はK子を受け入れなくてはいけないという思いで葛藤し，スタッフ自身も辛い日々であった。その都

度治療の方向性を確認するためにカンファレンスを開き，その中でスタッフの思いを吐き出して気持ちの整理をしていった。かつて母から，甘えるどころか虐待を受け，ずっと我慢をしていたK子は，他児が自然に甘え，それを許されているということを見て，激しく怒りをもったと考えられた。今のこの嵐のような感情を受け止めながらも，人間としての基本的な生活習慣や自分を大事にし，人を思いやる気持ちを伝えていった。

面会時，K子は看護者と一緒にホットケーキを焼くなど何らかの母への気遣いをしていた。しかし，母はK子に無駄な物ばかり買ってと責めるので，金額が気になって欲しいものを選べずにいた。その後も親子にとって面会は大変そうであったが，K子が「面会したくない」と言ったことをきっかけに，面会の回数を減らしたらどうかと母に提案したところ，母はホッとしているようであった。

父が出張から戻り，両親揃って面会に来た。父はK子の成長したことを喜び，早速夏休みには外泊をさせたいと希望するが，母は横で黙っていた。父との外出でたくさんほしい物を買ってもらったが，父が帰ったあと硬い表情になり「お父さんに嫌われているかなぁ，私」ともらしていた。ほしいものは買ってもらったが満たされないという気持ちと，たくさん買わせてしまって悪いことをしたという2つの思いがあったのではないかと推測された。

夏休みに入り，周囲との関係はなかなか改善されずにいたが，この時期，受け持ち看護者を母親のように慕い，甘えたり自分の母に言えないさまざまな思いをぶつけてくるようになった。

夏休み，初めて2泊3日の外泊をする事になったが，K子はかなり緊張し怒られるかどうかを心配していた。翌々日，看護者が家庭訪問をしながらK子を迎えにいった。母の印象としては，「我慢できるようになったことが大きく変わった。しかし短い外泊なのでよかったが，長かったらお互いぶつかってしまったと思う」と話していた。その後は，次回の外泊は正月くらいにしてほしいと伝えてきた。K子は「外泊は楽しかった」と言う

が，きつい顔つきをしていた。看護者から「お母さんに気を遣っていたね」と言われ，「よくわかるね」と笑って答えていた。

外泊のあとは特に嫌がらせ的言動，攻撃的な態度が目につき，1人でいる事が多くなった。看護者と1対1の関係でも落ち着かなかった。

そんなある日，再び盗みが始まった。同室児の物が紛失することがあり，K子は初めとぼけていたが，「出しなさい」と言われると小物類を出してきた。「あなたがかわいい子だからこそ，いい子になってもらいたい」と主治医から話されたが，K子は「先生が良い子と言ったけど何で良い子なんだよ！ 皆が私のこと嫌いなのに何で良い子なの。お母さんは私を悪い子だと言った。私が悪いんだよ」と泣いて訴えた。その日の夜，看護者に盗んだことについて聞かれると，「考えたくない。ここにいたくない。家に帰りたい。皆が私のこと怖いって言っているから，怖いなら遊ばなくてもいいし，とっくに見捨てられているからいい」と悲観的な気持ちは強いが，以前のように突っ張った感じはなかった。この時期は皆が自分のことを怖がっていると初めて知り，戸惑っているようでもあった。その4日後に再び他児のポスターを盗んでしまい，K子のほうから「個室に入るのかなぁ」と言ってきた。「個室のことより謝るほうが先でしょう」と言われ謝って返すが，なぜ盗んだかについては「欲しいだけじゃない」と言うが，それ以上言えないでいた。その後，「皆は親が優しくしてくれる，色んなものを買ってくれる。看護婦さんは欲しい物は何でも買っていいと言うが，買ってくれないじゃないか」「先生や看護婦さんが私に対してお母さんに優しくしろって言うから，外泊のとき私が悪いことをしても何も言わないで妹に八つ当たりするんだ。私のことわからないくせにわかったふりしないでほしい。どうせ治らないんだから刑務所のほうがいい。皆に嫌われているのは慣れているから」と相変わらず投げやりで被害者的な気持ちを表現した。その後も興奮がおさまらず，個室に連れていくと看護者に「出て行け」と身体ごとぶつかってきて，「私なんかどうなってもいい。皆信じられない」と言って泣きわめいていた。その後，数回嘔吐をしたため，夕

食にお粥を作ってもらい食べていた。看護者は決してK子を見捨てないこと，一緒に頑張っていこうということを伝えていった。そういうやりとりの中で，K子は「A看護婦さん，いろいろお話してくれて優しかったよ。M看護婦さん泣いちゃったって。私が盗ったことがショックだったんだって。看護婦さんたちが優しくしてくれているのがよく分かる。今までそんなこと思ったことなかった。盗ったのは欲しかったからじゃなくて悔しかったから。でもこれからはやり直していきたい」「CちゃんやMちゃんもかわいそうだよ。みんなと遊んできていいよ」とすっきりした表情で受け持ち看護者にその思いを話した。自分を見捨てない大人がいるという感触をもてたようであった。翌日，友達にメッセージの入ったテープを送り，手紙と声の返事をもらい，しんみり聞いていた。胸を詰まらせながら「ちょっとつらくて聞けない」と途中でテープを止めていた。入院後半年して，徐々にK子の気持ちの中にも優しさが芽生え，看護者らもK子とともに1つの山を乗り越えたような気がした。

4．第3期（10〜2月）

　個室を利用して生活の立て直しをはかるとともに，友達や学校など集団に適応していった時期。

　人の優しさを感じられるまでに成長したK子だが，大部屋での生活は刺激が多く，K子の問題行動を受け止めて良い面を育てていくことに看護者も限界を感じていた。そこで個室の生活からやり直すことにした。その頃，親戚の人から結婚式に招待されていたこともあり，主治医からは「きれいな服を着るんだからヘソ曲がりも直して，心をきれいにしてすっきりさせよう」と伝えられた。

　個室内での生活は，めりはりをつけるために1対1で遊ぶ時間，学習の時間，1人ですごす時間という日課表を取り入れた。

　個室に入って3日も経つと，とてもほっとして満ち足りた表情になった。集団の中とはちがい，看護者の注意を引こうとしたり嫌味を言うことがな

く，ゆったりと付き合えた。学習はK子へ負担のかからない小学2年程度のレベルから始めたが，適切な言葉の使い方や読み方が分からなくて自信のなさが目立った。分からないとイライラすることもあったが，看護者も1つ解けると「そうだね，大丈夫できるョ」とほめる関わりで対応すると，どんどん進んでいった。また排尿時ペーパーを使っていないのでそのことを聞くと「拭くの？」と不思議そうにしていた。何でも幼児のように知りたがるので，それを見せたり説明していくと吸収していった。

遊びの部分では，初めは毎日看護者とオセロをするが，勝敗にこだわり投げやりになってしまった。しだいに「これも遊びだもんね」と言えるようになった。看護者の行けない時間は絵を描いたり折り紙をして1人で過ごすこともできてきた。またゆっくり話をすることも希望し，今までのことを振り返りながら話をした。「家では楽しいことはなかった。小1の時，ポットのお湯をお椀に入れ，肩にかけられたのが一番こわかった。鉛筆をなくした事で叱られ，お湯をかけられた。ズボンの上からでよかったけど，すごく痛かった。何も手当してもらえず，次の日保健室で手当してもらった」と肩の盛りあがった傷を見せてくれた。「お母さんのことを考えるとイライラする。そうすると物をぶつけたくなる。お母さんて二重人格，私もそうだ」と言うことがあった。そして面会を嫌がったり面会日の夜は荒れてドアを叩く事があり，その後急に不安になり看護者にしがみつき，看護者も抱きしめるとほっとして笑顔になる事があった。

生活にも慣れた頃，30分屋外で過ごす事になり，外では自転車乗りやローラースケートで遊んだり，また好きな男の子のためにマフラーを編んだり，アニメのビデオに感動して覚えているシーンを夢中でスケッチしたりすることができるようになった。「今まではすぐ諦めていたけど随分頑張れるようになったでしょう」と1つの事に根気強く取り組めるようになってきた。看護者もそれに対してほめながら関わった。

10月に入り養護学校の先生との個人授業が週2日から始まり，運動会や修学旅行，校外学習へ参加するようになった。

部屋の外で友達と過ごす時間が少しずつ増えるに従って，その中で仲良く遊ぶ方法を学んだり特定の友人もできてきた。しかし，思いどおりにならないと暴れて「看護婦さんは勝手だ。自分が直そうとしても，お母さんが変わらなかったらしょうがないじゃん。それにお母さんが私のこと良くなるわけがないって言ってるんだから，良くなるわけないじゃん」と言うこともあった。

　突然，「施設ってどんなとこ？」と聞いてきたので「行こうと思ってるのか」聞くと，「わかんない。今家に帰ったらまた同じことになると思うょ」と言うこともあった。このころ主治医と母との面談では，K子が小さいころは転居続きで手をかけずかわいそうなことをしたと，そして自分の父がアルコール依存症で暴力が絶えず，自分の母は家出を繰り返し，自分が10歳の頃に両親が離婚したこと，その後父や兄弟の世話で中学も満足に行けなかったことを母自身が初めて話した。当初，夫や自分の両親への不満はない，すべてK子が悪いのだと憎しみを向けていたのを思うと，K子の治療をきっかけに母自身も振り返ることができたように思われる。そんなある日，K子は主治医から「お母さんも早く親を亡くして小さいころ甘えられなくて淋しかったんだって」と話されると，神妙に聞いて「そうなんだ」とびっくりしたようであった。

　誕生日には病棟で受け持ち看護者にケーキを作ってもらい，髪を結ってもらい，皆に迎えられ「おめでとう」と祝福され喜んでいた。

　12月に入り生活枠を拡大し，養護学校への半日登校および日中3時間室外で過ごす時間を増やした。

　やはり外での時間が増えると，年下の同じような境遇の子に寄って行き，「私の方を見た？」と言っては言いがかりをつけていじめたり，看護者ともぶつかることが増え，ときに拒薬したり蹴ったり叩いたりと感情のコントロールがきかなくなった。トラブルのあったときは1日中自室で過ごすことにした。しかし以前に比べ，相手のせいにはするが開き直るといった態度ではなかった。同じ頃，理由もなく受け持ち看護者を避けることが続

き，話をすると「わからない。むかつく，いじめたくなる」などと言い，「それはおかしいことだよ。理由もなくヘソを曲げられるのは気分が悪い」と返された。K子は黙って聞いていたが，再び看護者から「なぜいじめたくなるのか，むかつくのかよく考えよう。お母さんに当たれない分受け持ち看護者に当たっちゃうのかな？　本当は甘えたいんだよね」と返された。K子自身も「いつも当たっちゃう」と自覚しているようで，うなずいていた。

　このイライラが続く中で，主治医，看護者とK子の3人で面談をして，次のように決めた。薬は治すために必要なこと，年下の子に会うとイライラするので生活時間をずらすこと，学校は毎日行くこと。主治医から「あなたは能力も十分あるし，いろんないいものをたくさんもってる。すばらしくいい子になるよ。イライラしている時は部屋で1人で過ごし，おさまらない時はもう1日考えよう」と話され，黙ってうなずいていた。この時期のK子には面談の内容もよく理解できているように感じた。その治療の時々でお互いに仕切り直しをしていった。

　ある日の面会で，母とK子と妹と3人でいつもの緊張もとれ，とてもよい表情でお汁粉を食べ，落ち着いた面会をしていた。その日は母が帰ってからも機嫌が良く，母より正月の外泊も長期の希望があった。

　夏の外泊に比べ両親の評価は，やってほしい事が言えるようになったり甘える事ができるようになったと書かれてあり，K子自身も家族で食事に行ったり，スケートにも行けたようで「良かった」とにっこりしていた。その後の生活では気持ちがコントロールできており，落ち着いていた。

　3学期が始まり登校時間も増えた頃，優しい担任の先生に書道の書き順を注意されたことがきっかけで言い合いになり，「Y先生がヤダ。学校行きたくない！」と泣いて帰ってしまった。別の先生が来棟され話し合いをする事になったが，K子は「やだよ，帰れよ。話なんかねえよ」と言いながら物を投げたり叩いたり，缶に入っていた水を先生にかけて部屋中が水浸しであった。結局話し合いはできず，時間を置くことにした。看護者に

「嫌いだから何をしてもよいということではないよね。十分反省すべき」と叱られ，その日の夜はしんみりした表情をしていた。「前のように話さないで辛い思いをするのはKちゃんだよ。前なら話を聞こうとしても突っぱねていたけど，今日はそんな顔をしてないね」と看護者に言われ，そのいきさつについて話をし，「勉強や学校が嫌というわけではなく，Yが他児をえこひいきするのが頭にくる」と自分の気持ちを素直に表現していた。

　この時期のK子にとっては十分考える力はあったので，あえてその事について1人で考える時間をもたせた。2日後には，自分の気持ちを整理し，交換ノートに先生とのトラブルの経緯と自分の気持ちについてもぎっしり書かれていた。K子自身も「一度頭に血がのぼるとおさまらなくなってしまう」と言いながらも，自分自身にとって学校は必要な所と自覚した上での葛藤であったことなど，はっきりした対象に対する怒りと自分の思いが出せるようになった。その後先生との話し合いにも抵抗を示しながらも参加していった。K子がだんだん力をつけてきたことに対して，少人数を対象としたクラスから大きい集団のクラスへと移すことが検討された。新しい集団の中ではとても反応が早く，発想も豊かで生き生きしているという評価であった。

5．第4期（3～7月）

　施設への退院を決断し，揺れ動きながらも充実した生活が送れた時期。

　卒業を間近に控えた3月，母は約束していた卒業式には来られなくなったが，看護者が行くことで納得した。

　卒業式後は落ち着いた生活をしていた。4月から中学生になるということもあり，生活体験をさらに増やすということも兼ねて看護者と一緒の外出を何度か計画し，その後は単独での買い物学習などもしていった。最初はいろいろ心配していたが，分からなかったら店員さんに聞くこと，電話を入れることを学んだようであった。だんだん自信もつき，頼まれて買い物に行くことをとても喜んでいた。

春休みの外泊では母のコメントはほとんど書かれていなかったが，K子は買い物をしたり家の手伝いをしていたようだ。

4月の入学式には父が出席，その日の午後父と外出をした。帰棟後，父は何度も本人が成長し変化していることを言っており，今後のことについても話し合いがなされた。K子自身「家に帰りたくない，中3までいたい。家に帰っても友達がいない」と自宅への退院に自信がないことを話していた。主治医から「普通の学校に行く必要があるよ，家が嫌ならたくさん友達のいる所にしよう」と言われ，黙って聞いていた。

その翌日，K子は日頃から敵対心をあらわにしていた同じ境遇の子の新しいスカートをはいて，平然と着て見せびらかしていた。看護者がそれに気づき個室で話を聞くが，「昨日お父さんに買ってもらった。ずうっと前から何度もはいている。いちいち言う必要ないね」と突っぱり，口を尖らせていた。さらに「どうせ私が盗ったと思っている。皆そうやって決めつけている」と言う。たまたま看護者自身がその子のスカートを購入していたこともあり，「私が○ちゃんのスカートを頼まれて買ったものなんだよ。それはKちゃんのではない」ときっぱり言い切ると，ポロポロ泣きながら「退院したくないから盗んだ。春休みの外泊でお兄ちゃんに『あんたはこの先施設に行くってお母さんが言っていたよ』って言われて，怖くて確かめることができなかった。外泊も優しかったのも初めだけ。今回は結構怖かった。絶対帰りたくない。近所の人からも暴走族になるのかって言われた。怒られても何されても，お母さんよりいい，ここにいたい。私って生まれてこなければよかったのかな。小さいときから辛いことばかり」と泣きじゃくっていた。「どんな理由にせよ盗むことはいけないこと。それは何度も言ってきたよね。相手も自分も傷つけちゃうことだよ。これからの事はKちゃんにとって一番いい方法を一緒に考えていこう」と伝えた。主治医からは「親は変えられない。Kちゃんのようにいっぱい力がありエネルギーのある子はここを卒業しよう。今の気持ちを親に伝え考えていこう」と話され，医者と看護者に抱きしめられてやっと緊張がとけ，ほっとして

いるようであった。

 その週の外泊を予定していたがK子が嫌がり，中止とした。主治医からは父に「盗みはあるが人間関係も成長した。心も強くなっている。ここの生活では物足りなくなるだろう。母も大変そうだし，施設に入ってときどき面会や外泊をするほうがよいのでは」と話され，今後のことは母も含め一緒に考える事になった。間もなく母の方から「施設でお願いしたい」と連絡が入る。主治医から夏までに施設を決めようと言われると，K子はうつ向いて聞いていた。

 その後の生活は不安定になり他児や看護者に当たり，「施設には絶対いかない，不良ばかりいていじめられる」と不満を言う。「病院は治療する所。今のKちゃんにとっては同じレベルの友達がたくさんいて，一緒に遊んだり楽しめる保母さんも一緒に寝泊まりしてくれる所だよ」と説明されると表情も少しやわらいだ。しかしこの事は日々葛藤で毎日気持ちが揺れていた。ときどき同室児とアパートを借りて一緒に暮らそうと言ったりし，「家でやっていけるか」の問いに対しては自信がないと嘆いていた。しかし時間の経過とともに，少しずつ病院との離別に心の準備ができていた。看護者も何がK子の不安なのか一つひとつ聞いて答えていくようにした。その中で周りのせいにしないで自分の問題として考えるように援助していった。その頃「一度施設を見学してみたいな」とK子の方から言ってきた。

 6月に入り，ワーカーが来棟しK子と面談することになったが，突然「家に帰る方がいいに決まっている」と言い，再度外泊をして考えることになった。自宅でK子は「家に帰りたい」と伝えたが，両親は施設と決めていたようで話し合いに至らなかった。その後父とK子と2人で外出をして，父の口から「施設に入ることにした」と伝えて来た。看護者が「本当にそれでいいんだね」と確認すると，K子はただ涙を流している。入院時の"自分なんかどうでもいい子"とひねくれた態度はなく，話がなかなかできないのはたくさんの思いがありすぎて整理できずにいたように思われた。看護者が入院してからのK子の変化，K子の家族への思い，母のK子

への接し方などを代弁すると，父はとても驚いていた。

　K子の気持ちも揺れていたが，やっと6月の下旬に施設に行く気持ちが固まった。

　受け持ち看護者から「ここ数カ月Kちゃんに突っぱられ，とっても淋しく辛かった」と言われ，「施設のことでムカついて八つ当たりしてしまった。先のことが心配だったから」と答えていた。その後は看護者と映画に行くなど外出の計画を立て，思い出作りのように出かけていた。

　この頃のK子は急に胸もふっくらし始め，一回り大きくなったように感じた。夏休み前には学校の合宿訓練に参加し，模範的で態度が際立って良かったと高い評価をもらった。

　「退院の日が近づいてくる」と言いながら人恋しいように看護者にまとわりつき，それに対し看護者も思いきりくすぐったり抱きしめたりしていた。友達関係では好きな男の子と2人で散歩したり，中学生同士でのお喋りやテレビの話題で楽しそうであった。

　施設が決定すると手紙を出したり電話をするなど，事前に様子を知ることができたのは安心につながったようだ。

　いろいろな思いを秘めながら，退院の当日，涙声であったが立派にあいさつをして，皆と握手をして病院を後にした。

　入院の1年4カ月で身長131センチから151センチ，体重は27キロから40キロと身体的にも大きく成長した。

　K子はこの後，養護施設で中学校時代を送り，その間自宅への外泊を繰り返し，高校入学を機会に自宅に戻った。入所中も，対人関係や日常生活の面で問題があり，保母さんや他の子どもの力を借りて1つずつ乗り越えていった。退所後も施設を度々訪れては安らぎを見いだし，エネルギーをもらっていたようである。高校卒業時に高校の正門で撮った写真がテレホンカードにされたものが送られてきた。すっかりお姉さんになり，さらに背も伸び笑った表情が入院中の笑顔と重なった。

IV 考　察

　乳幼児期から心理的，身体的に虐待を受けているケースは心の傷が深く，治療や看護にはかなり困難を伴う。被虐待児には次のような特徴がみられる。
　頑固になる／不信感が強い／乱暴な言動になる／看護者を独占したがる／あまのじゃくで素直になれない／親にびくびくして気をつかう／調子が高くなり空騒ぎをする／ベタベタ甘える／生活の体験不足から言葉を知らない／遊びを知らない／集団で行動がとれない／周囲を混乱させ嫌がらせをする……。
　これらは自分のイメージや親のイメージが悪いということが根底にあり，満たされない愛情欲求をもち，人との関係がうまくとれず，素直に甘えられないためと考えられる。
　被虐待児は安心した環境の中で大人に依存し，受容されることで心を癒し成長していく。虐待された子どもたちは暴力を受け，その存在を否定されていた。それは自分が悪い子だから，悪い子は何をしても何を感じてもいけない→よい体験ができない→物事を知らない→それが相手に知られるとこわい→攻撃的になる，威張る→注意される，嫌がられる→やっぱり自分は悪い子という悪循環におちいっている。そのため安定した人間関係や豊かな生活を体験できるようにさまざまな工夫をしていくことが求められる。
　具体的な内容は 1 〜 4 期の考察の中で述べる。

1．1期について

　入院の初期は緊張も強く，なかなか看護者や他児に対しても気を許せず，頑張って自分の良い所を見せてしまう傾向がある。自分はだめな子ということを相手に知られたくないため無理をし，結果的にはどこかで疲れてし

まうことになる。まず、ありのままの本人を受け入れて、他児のことやすべてが刺激になるため、大人との1対1の関係作りから始める。しかし子どもはまだ安心して甘えることができず、ぎくしゃくしてしまう。このため、日常生活の中での食事や入浴介助、衣類のことなどに対して、できるだけ手をかけていくことが大切である。そして、次に、面と向かい合わないで、散歩や個人OTなど自然や物を介しての対応が有効であった。この時期の外出や散歩は、同じ時間を共有し、それらを通して親密になるなどの意味がある。また、ござの上でのままごと遊びなどは自然に甘えが出やすく、幼い所に戻った経験ができる。

この時期は自己表現がなかなかできず、自虐的なこともあり、盗みなどのトラブルが生じやすいが時間をかけて注意をするのではなく、あっさりと物の善し悪しを伝えていく必要がある。そして子どもの問題行動にばかり目をとらわれず、普段の日常生活の場で子どものよいところを発揮できるように十分に時間をかけていくことが重要である。

2．2期について

この時期は母と本人の関係を再現していたときでもある。本来母に向けられていたかと思う攻撃的なところが看護者に向けて出されていた。相手の感情を逆なでし、それにどのように対応してくれるか試していた。看護者も母自身の気持ちが分かるくらい感情を揺さぶられて落ち込み、辛い日々が続いた時期でもあった。このため何度もカンファレンスを開いて意見の交換をしたり、思いを自由に吐きだし気持ちを整理することがとても必要であった。また夜勤のときにスタッフ同士で話をすることで気持ちが楽になることもあった。チームの中でお互いに支えたことがK子の理解を深め、新たな気持ちで向かっていくことができたといえる。看護者が1人の人間として、子どもとともに泣いたり笑ったり、汗をかいて必死になった。このやりとりを通して、K子は何があっても自分を見捨てないで受け止めてくれる大人がいるということを実感できたのではないか。それにより他児

に対して優しい思いやりの心が育ったのではないかと考えられる。

3．3期について

　この時期は，大人との1対1の関係を築くことが目標であるが，単に退行させることでもなく，その子のもっている健康な部分を伸ばしていく意味がある。
　個室内で他児の目を気にせずに看護者を一人占めでき，安心して甘え，その安定感が日常生活の基盤となり，徐々に落ち着いていったのだと理解される。
　このころになると，看護者とゲームをしていても勝敗にこだわることなく，お互い本気になって楽しめるようになった。
　学校へも登校を始め，自分の状況についても自覚でき，自分の気持ちも言語化できていた。
　面会ではいつも緊張していたが，このころ母も主治医に自分の子ども時代のことを語り，気持ちがほぐれた時期でもあった。母への対応は難しかったが，入院の初期から面会のときには母子をなごませるように介入してきた積み重ねが少しずつ実を結んだといえる。
　生活の枠が広がると必ずと言っていいほどK子は問題行動を起こすので，仕切り直しをして方向性を出したことが看護者にとってもK子にとってもお互い負担を軽くし，ほっとできたのではないかと考えられる。

4．4期について

　この時期の課題は退院へむけての援助である。施設に行くことを決定するまでのK子は，家に帰りたい，しかしお母さんが怖い，うまくやっていけるか自信がない，病院にいたい，その複雑な気持ちで不安定になっていた。そんな揺れ動くK子の心を受け止めながら，心のすき間を埋めるように援助していった。
　施設に入所するということは，小さいながらも現実を見つめることであ

るとともに厳しい選択である。大人だけで決定していくのではなくK子も一緒に参加し，関係者とも何度も話し合いながら決めていくことが，その後の生活の原動力となると考えられる。

最後に他児のスカートを盗んだ件では，行動化をきっかけに初めて自分の気持ちを話すことができるというパターンがより明らかになった。K子の問題行動は何かを伝えたいときのサインであったといえる。

入院生活も終わりに近づくと，看護者と1対1での思い出作りの外出を何度か計画した。1年半すごした病棟生活を振り返るのに役立ったように思われた。その後の単独での外出は，看護婦に信頼されているという気持ちをもたせ，自信をつけさせるのに役立った。

成長したK子は友人と過ごすことが多く，看護者と関わる時間が少なくなってきた。しかし，お互いにわかりあえている安心感が存在していた。病棟ではよい関係をもてたところで別れなければならない淋しさや辛さをともに経験できたのではないかと思う。

日頃，われわれ看護者は次のようなことを心がけながら看護を行っている。

当科は開放病棟であるが，1対1または少人数で屋外に連れていき，四季折々の自然と触れ合ったりしながら一緒にすごすことが大切である。散歩は同じ時間をゆっくり共有できること，そして病棟では話しにくいこともお互いに開放的になり，思わず話せたりする場合がある。"散歩のすすめ"と称して行っている。子どもたちと接する時には，危険なこと以外はのびのびと自由に遊ばせることが大切である。そのとき何をしたいのか子どもの気持ちを尊重するとともに看護者自身が楽しく子どもと遊ぶことで，子どもが構えずに付き合える今までとはちがった大人を感じるのではないかと思う。

そして，今まで子どもがどう生きてきたのか，何があったのか，今どう感じているのかなど，子どもを1人の人間としてわかりたいという気持ちで接していると，それに呼応して子どもの心が目覚めてくる。人間にとっ

て個人的な体験の積み重ねがその人格を形成することを考えると，この目覚めは初めての個人的なよい体験として重要な意味をもつ。それは今後に続くさまざまな経験を自分のものとして心に刻む第一歩となるためである。

　また，ここでは子どもの治療とともに，親自身が自分をよいものだと思えることが大切である。その中で被虐待児の親が面会に来るということは，親自身の後ろめたさがあったり，周囲にどう見られているか，そして子どもへのさまざまな思いが考えられる。面会のときに親と接する機会をもつが，決して親を否定的に見ないで"よく来てくれた"という言葉の投げかけや態度が大切である。ややもすると気持ちが子ども側に片寄ることが多い。しかし親自身も今までの自分の生い立ちやこれまでの生活の中で虐待してしまった。その大変さを理解し，少しの変化でも評価し認めていくことを忘れてはならない。

V　おわりに

　K子の傷ついた心は，短い入院期間では到底とらえられるものではない。被虐待児の入院治療の目標は，自己を肯定的に認める事ができるようになることと，さまざまな感情や思いを言葉で表現する事ができるようになることだと思う。子どもはいつの時代も輝いてほしいと思う。K子の生活に心温まるたくさんの出会いがある事を願いたい。

参考文献
（1）村瀬嘉代子著（1995）子どもと大人の心の架け橋　金剛出版
（2）鈴木敦子・森田秀子編著（1995）子どものいま　看護の科学社
（3）岩田泰子・南達也・布施晶子（1997）子どもの心の危機「被虐待児」　小児看護
（4）岩田泰子他著（1998）児童虐待―家族への理解と援助― Vol.34　安田生命社会事業団

コメント1　被虐待児の入院治療

本間　博彰

　本格的な児童精神科の入院施設における被虐待児の治療記録である。他者を信じられなくなった子どもに対して看護者がどのようにして治療関係を発展させていったか，また，子どもを受け入れることのできない母親という現実を前にして子どもがどのように自分のその先のステップを踏み出していったのかを描いた事例である。治療介入として個室を効果的に使うなど，制限設定のやり方や治療環境の構造化とでも言うべき対応のあり方に多くを学ぶことができる事例である。

　この子どもは生後間もない頃から母親から嫌われて育った。母を頼りに世界に踏み出して，世界と親和的に関わり合ってゆく力を育てていかなければならない時期に，母に否定的な感情を向けられて生きてゆかなければならない本児の心の中の苦悩はいかばかりであったかと思わずにはいられない症例である。そうしたぼろぼろの状態の本児と交わす治療的な関係がいかに難しく，担当者たちは相当に混乱させられてきたのであろうかとも思う。お互いに交わす治療のテーマにしても，そのプロセスにしても確認しがたく，さまざまなレベルの介入をして辛抱強く治療関係を作ってゆくことになるのであろうから，治療に関わるスタッフ相互の連携はかなりしっかりしたものであったと思う。看護者は何度かカンファレンスをもって，自分たちのこの子どもに対する理解を確認して治療を進めている。治療の方向を指し示すコンパスを得るだけではなく，子どもの内的なリアリティーに接するほどに伝わってくる，どうにもならない感情に揺れ動く担当看護者の hold が必要になる。担当者がこうしたカンファレンスなどを通じて適切に hold されて，はじめて子どもを hold できるのであろう。

入院経過を4期に分けて，それぞれのステージごとの子どもの変化や看護者との間に作られてゆく治療関係を具体的に描いている。筆者が4期に分けて記載しているように，治療の多くは Introductory Phase, Testing Phase, Working Phase そして Discharge Phase といった時期を経て進んでゆくと言われている。この事例では，特に Testing Phase と Working Phase の時期の子どもの変化と看護者の対応が興味深く，かつ見事である。愛されるべき母親から激しく傷つけられ，今現在でも母親の拒否にあっている本児の現状はいかんともしがたいが，お互いの Testing を経て看護者との間に作られつつある信頼関係を支えにして，施設の生活を選んでゆく経過は見事である。何度か自分のことを本当に受け入れてくれるのかを看護者に問いながら，嘘つきで悪い子として生きてきた自分が本当の自分なのかを問いながら，生き直そうとして自分の問い直しをしてゆく。虐待の激しかった頃の押さえ込んでいた混乱を再現するかのように混乱した自分をさらけ出しながら，生き直そうとしているのであろう。特に第2期に盗みが再び激しくなり，興奮しながらこのアクティングアウトの意味を語り，数回の嘔吐をしたあといろいろな感情がスムーズに出せるようになるが，こうした身体的表現がうまく受け止められていて，治療に大きな影響を与えているように見受けられる。

　経過全体を見ると，虐待事例では特にアタッチメントの障害がその後の彼らの行動に反映されるが，治療上はこのアタッチメントの再構築がとても重要になり，特にこの事例では入院治療の中で，混乱的なアタッチメントがかなりの程度まで安全なアタッチメントの再構築につながっているものと理解された。

コメント2　被虐待児の入院治療

岩田　泰子

　虐待されていた子どもは，それまでの環境から離され保護されると，驚くほどの心身の改善と発達がみられる。しかし対人関係のとり方や人格に根ざすと考えられる問題行動はその後も長く続き，それがまた子どもの人生に大きな影響を及ぼしてゆく。家庭での養育が適切でないまたは困難なケースでは，子どもは児童養護施設や情緒障害児施設に入所するのが一般的である。しかし保護された時の状態や一時保護所での様子から，施設やグループホームでの集団生活は無理がある，または不適当と判断された場合に，精神科病棟で保護しながら治療するというプロセスが必要となってくるケースもある。ここではそのような思春期にさしかかった1人の少女が入院治療においてどのような変化を遂げたのかが，病棟内の人との関係を中心に子どもの言葉を通して語られている。

　虐待され続けたことの精神的な影響の恐ろしいところは，自分は悪い存在だ，生きる資格がないと自らを認識してしまうことである。そしてその自己認識に添った行動パターンをとり，その認識を強化し続けることである。

　このケースのように親の虐待が以前より軽減しても親の子どもへの嫌悪感，拒否感は変らず存在していることがよくみられる。子どもも恐怖心から心は凍りついたままで，びくびくしたり，おどおどしていて，その態度に親はイライラして怒りを誘われる。そして家出や盗みなどの問題行動が出現すると，近隣や学校からの知らせに親は傷つき，この子のおかげで後指をさされる，苦労が絶えないと被害者意識を募らせて子どもを非難し，また虐待に及ぶという悪循環に陥ってゆく。

このような被虐待児と親との関係性は施設や病棟での対人関係にもそのまま現れる。入院治療では，子どもがある程度受け入れられていると感じると，これまでのさまざまな思いが堰を切ったようにあふれ出しとどまることを知らない。被虐待児の病棟生活は，恐怖，不安，混乱，怒り，絶望，攻撃，甘えなどが表出され，広い意味での心理治療の連続のようになる。かかわる人は子どもからの洪水のようなアプローチに息をつく暇もなく，その時，その場での対応が要求される。被虐待体験は，立場をかえて，周囲の子どもや大人にむけて再現されるところがあるので，トラブルが続出し，集団全体が不安定になることもよくみられる。かかわる人も傷つき，裸にされたような気持ちになったり，自分が被虐待児になったような，または虐待した親になったような気持ちになり内面を揺さぶられる。自らの生い立ちやこれまでの価値観を改めて見直す必要に迫られたりすることもあり，スタッフ相互のサポートが求められる。ここはそのチームワークが試され，力量が問われるところである。そのためには，話し合いの時間がとれるような人的，時間的なシステムが基礎になることはいうまでもないが，その点で，養護施設はより大変であろう。

　被虐待児を精神科に入院させて何ができるのかは常に考えさせられることである（もちろん心身の疾患の診断や治療はいうまでもないが）。筆者も述べているように，子どもの心の治療や親子関係の修復をしていくために，自分自身や人とかかわりあう力（技術だけでなくパワーを含む）を育むことではないだろうか。

　子どもの治療には，狭い意味での治療的な側面と教育的な側面がある。それらを生活全体の中にほどよく配置して，大変な出来事には1回ごとに幕をひき，また新たにやり直す，この繰り返しによって子どもは学び成長すると考えられる。このケースではこれでもか，これでもかというように繰り返して問題が起こり，子どもと共にスタッフが恐れ，怒り，がっかりし，泣き，笑い，そして特筆すべきことは心から楽しめたことである。

病棟も24時間子どもをみているが、養護施設との違いは、日常生活の範囲が限られている、スタッフが交代制である、全体として家族との面会が頻回にある、多職種（医師、看護婦、心理士、教師など）による観察や治療的アプローチそして検討ができる、1対1の対応が可能、薬物療法がきめ細かく行える、個室使用や外出などの行動制限ができる、などがある。一方、入院費および生活費を必要とする、周囲の子どもが自我が弱い、長期間暮らすためのシステムではないなどの問題があるが、密度の濃い治療の必要な一時期を精神科病棟でケアし、次のステップにふみだせるようにすることも被虐待児への長期的なかかわりの中の1つの選択肢として、意味をもつと考える。

4

乳児期から17年にわたった治療的介入
児童相談所でかかわった事例

村瀬　修・藤田美枝子

I　はじめに

　子ども虐待が社会問題化する中で，それに関わる中核的援助機関として児童相談所への期待は高まるばかりである。この間，厚生省は平成9年6月の434号通知をはじめとして，平成11年3月には「子ども虐待対応の手引き」を刊行するなど，全国の児童相談所における子ども虐待対応の基準作りを積極的に進めてきた。しかし，その後も相談件数の増加と子ども虐待事件とが後を絶たないことから，国会は議員立法により「児童虐待の防止等に関する法律」を成立させた（平成12年5月）。これにより子どもの安全を最優先に取り組む基本的スタンスは法的にも確立されたが，わが国のシステムの根本的問題は引き続き残された。すなわち，権限に基づく介入と相手の同意を得て行う援助とを，児童相談所という同一の機関が担うという矛盾が未解決なのである。さらに慢性的人員不足の解消と専門性の確立など，児童相談所には大きな課題が残されたままである。
　ところで，児童相談所における子ども虐待ケースへの取組みの実際は，守秘義務の壁もあり，ほとんど知られていない。そこで，児童相談所が子ども虐待へどう対応しているのか，他の相談機関や病院には見られない取

組みの特徴はどこにあるのかなどを,ケースを提示することで少しでも共通のものとしたい。以下に取り上げたケースは,乳児院入所から換算すれば17年にも及ぶ経過があり,その間には児童福祉司(以後「CW」とする)が2名,心理判定員は3名が関わった。長い経過を筆者らがまとめるかたちで提示した。

II 症 例(A子・相談開始時11歳)

1. 生育歴

A子は,父35歳,母33歳の時に生まれ,4歳違いの兄と2人きょうだいである。在胎は10カ月,逆子のため帝王切開だった。生下時の体重などは不明だが,すぐ泣かず声も弱かった。母はホステスとして働き,A子は生後1カ月頃より個人がやっているベビーホテルへほとんど預けられたままであった。3カ月微笑はあったが,発育状況は不良で定頸は4カ月であった。

A子が1歳2カ月のとき両親は離婚し,母が親権者となった。1歳11カ月のとき,母から生活が安定するまで乳児院へ入れてほしいと児童相談所へ相談申込があり,入所となった。A子はやせていて表情がほとんどなく,まだ歩けなかった。言葉は「イヤイヤ」程度で全体的に1歳くらいの遅れがあった。入所1カ月後に歩き始め,言葉の模倣も盛んとなった。2歳6カ月で母に引取られ,この時点の発達はほぼ年齢相応であった。

4歳頃,母は近所へ巡業に来ていた劇団へA子を連れて入団し,母は歌手,A子は子役として舞台に立つようになった。しかしその後母は,数回にわたって劇団を逃げ出そうとし,ついにはA子が小学1年の夏に失踪してしまった。以後,A子は団長によって育てられた。

2. 家族および家族歴

母は,X県で2人姉妹の長女として出生した。母の父親は不明で,曾祖

母の子どもとして戸籍が作られた。祖母は，月に1度くらい曾祖母宅へ来たが，母の面倒はみてくれなかった。曾祖母はかわいがってくれたが，貧しくて辛い生活だった。中卒後は東京へ集団就職したが転職を繰り返し，18歳で初めての結婚をした後，S県へ転入した。2人の子どもが生まれたが，第2子出産前後よりA子の父と親しくなったため離婚した。母は子どもらを引取ったが，実家に預けたままで面倒をみなかった。父と再婚後も，母は家出と浪費を繰り返し不安定な生活であった。A子の出生前より両親は不仲となり，離婚した。その後も母の男性関係は安定しなかった。母は濃い化粧をし，自分の都合だけでその場限りの話をするような人だった。

父親はY県出身で4人きょうだいの長男。厳しい曾祖母に育てられた。高卒後にS県に来て工員として働いている。30歳頃母と知り合ったが「前夫と別れろ」と言って刃物を振り回し暴れたこともあった。仕事には熱心でまじめに働いた。母が家出した時に残したものは200万円の借金だけだったと父は語った。離婚後は親権者として兄をベビーホテルより引取り，再婚した妻との間にも1人の男子をもうけ，4人で暮らした。性格は，激しやすく意固地で，飲酒すると声や態度が大きくなった。妻は，冷静で父をコントロールしているところが見受けられた。

3．問題の経過

劇団に取り残されたA子は，一座で養育され引き続き舞台に立っていた。ところが，しだいに団長から舞台の稽古やしつけとして身体的虐待を受けるようになった。A子は小学5年のとき地方巡業中に劇団から逃げ出し，警察に保護された。保護の際には，腕，肩，背中，大腿部に内出血，示指の骨折がみられた。A子を一時保護した地元の児童相談所は，父がいる本県の児童相談所にケースを移管した。

（1）C児童養護施設への入所と父の引取り

小学5年5月，A子はケース移管と同時にC児童養護施設へ入所した。児童相談所はA子の心的外傷が大きいと判断し，通所による月1回の心理

面接を実施していった。

　A子はランドセルを背負って学校へ行けることや，おやつのプリンを丸ごと食べてもいいことに喜ぶなど，劇団とは異なる生活に戸惑っていた。初回面接では，暗い印象で表情に乏しく話し方は淡々と大人びていた。時々遠くを見るような表情をして，あまり笑顔はみられなかった。質問にはきちんと答え，母がいなくなってから，ずっと施設に行きたかったことを述べた。バウムテストでは，途中から切断された幹が2つに裂け，樹皮は損傷が激しく，切り口には多くの小さなバナナがついた木を描いた。SCTでは，母を思う気持ちや母との良い思い出が書かれていたが，自分のせいで母に捨てられたと自分自身を責めていた。生活面では全般的な経験不足がうかがわれ，おどおどして思ったことも言えず，弱い存在だった。知的には正常であったが学力はひどく遅れていて，学校で午後まで勉強するのが苦痛らしく，心因性と思われる腹痛を訴えた。また，泳げない，走るのが遅いなど運動面でも遅れが目立った。しかし，前向きにがんばろうとする長所があり，寮ではボランティアの大学生に勉強を教えてもらうのが嬉しく，一生懸命に取り組んだ。

　A子が保護されたという知らせを受けた父は，引取りを主張し，家庭裁判所（以後「家裁」とする）へ親権変更の申立てを行った。家裁の呼出しにより，行方不明であった母が突然に現れ，児童相談所に来所した。母は，A子を劇団に置き去りにしたのはやむを得ないことだったと言い，引取りたいと述べた。これ以降，A子の引取りをめぐって母と父との争いが続いた。父は母へ親権を放棄するように脅かしの電話をかけたり，飲酒して施設へ押しかけ「A子と面会させろ」と騒ぐなどの行動をとった。家裁は翌年2月に父の申立てを却下した。父母はそれぞれA子への面会を強く希望したが，児童相談所はA子が両親の争いに巻き込まれないようにと考え，面会をしばらく控えてもらった。A子の生活が安定した頃に，母が面会を希望していることを伝えた。A子も母と会うことを希望したので，入所8カ月後に母と面会した。4年半ぶりの母子の再会であった。母はA子と関

係のない自分の苦労話などを演技的に述べるため，Ａ子はきょとんとしていた。母とＡ子は面会や外泊を重ねたが母は時間にだらしなく，平気で迎えに遅れて来たり帰寮時間も守らないので，寮の職員から再三注意された。母はＡ子へ家の鍵を渡したり，すぐにでも引取るようなことをほのめかした。Ａ子は母と一緒に暮らせるのかと期待したが，母に引取りの意思はなかった。その後，母の同意もあってＡ子は小学６年１月に父と初めて面会し，それ以降は父の家族と外出も行うようになった。小学校の卒業式には母が出席し，Ａ子は卒業証書を見せるために嬉しそうな表情で母と来所した。

　中学生となったＡ子は，母や父との交流を続けた。父の引取り希望は強く，Ａ子の気持ちにも少しずつ変化がみられ，中学１年の冬には，「母宅へ外泊しても留守番をしているだけだが，父の家は兄や弟もいるし家族という感じがする。しかし，自分が父のところへ行ってしまうと母が悲しがるのではないかと心配だ」と語るようになった。中学２年になると，母のことを思いやる気持ちと，父宅へ行きたいという気持ちの間で揺れ動いていた。面接では，父宅へ行くことを母へ相談したが，真剣に取り合ってくれなかったことを不満気に語った。しかし，それを母には言えなかったとのことだった。

　父は，「Ａ子を引取らせろ」と母へ何回も電話をかけた。児童相談所は母との面接を試みたが来所しなかった。Ａ子が中学２年６月に，母は多額の借金を残して行方不明となった。その後，突然に母が児童相談所に現れ，Ａ子のことは本人の希望に添ってよろしくお願いしたいと語った。Ａ子は，夏休みに父の家族と旅行に行き楽しく過ごした。Ａ子は迷った末，施設を退所し２学期から父宅へ行くことを決めた。３年４カ月間のＣ施設での生活は終了した。

　（２）児童相談所への保護申し出からＤ寮入所まで

　Ａ子は中学２年２学期に父宅へ引取られた後，中学を卒業し高校へ進学した。入学後まもなく，父から虐待を受けているので助けてほしいと，退

所したＣ施設の職員に保護を求めたため，児童相談所は直ちにＡ子と面接した。Ａ子は小さな声で「中２の３学期より，父から勉強ができないと怒られ頭を叩かれた。中３からは身体を触られ，一緒に入浴を強要されることがあり，いやがると殴られた。今朝もそういうことがあったので逃げた。もう家には帰りたくない。居場所をあの人（父）には絶対教えないでほしい」と語った。児童相談所はこれを受けて，Ａ子を一時保護した。その後，父とその妻（以後「継母」とする）を児童相談所へ呼出し，一時保護した経過と理由を伝えた。継母は，Ａ子を一生懸命にかわいがってきたし，嫌がることも虐待もしていないと述べ，一時保護は意外だと主張した。父はほとんど語らなかった。

　一時保護所での面接では，Ａ子はうつむき，緊張していた。施設を出て父宅へ行くことを決めた自分を責めていたので，Ａ子の選択が悪かったのではないことを心理判定員から説明した。Ａ子はそれを聞いて楽になった様子だった。父の家では，決められた家事をやっていないと怒られたこと，引取られて１週間たった頃から「私はここで使われているだけ」と思うようになったこと，兄との差別があったこと，などを語った。また，家族という人間関係は近すぎて苦しかったということも語った。父と継母は母のことを悪く言ったが，自分は母のそばにいると「お母さんだなあ」という感じがしたと言い，母が元気にしているのか知りたいと述べた。一時保護所の生活場面では，よく小さい子の面倒をみていた。夜には，父が連れ戻しにくるのではないかと怯えて不眠を訴え，職員に添い寝を求めてくることがあった。

　こうしたＡ子の様子や，父や継母との面接，中学校などの調査から，父宅でのＡ子の生活がさらに明らかになった。Ａ子は５時に起きて朝食の支度をするなど，家事全般をほとんど行うように言われていた。中学３年になると高校入試のために，父は勉強を教えるようになったが，Ａ子の理解が進まないため怒ったり殴ったりするようになった。そんなとき，Ａ子は泣き叫び部屋の隅にうずくまるなどのパニック状態を示すことがあった。

ある時は「団長さんやめて！」と家を飛び出し，気づいたら友達のところにいたことがあった。こうした状態から，中学３年の夏に父の知り合いの勧めで精神科を受診し，医者からは通院するように言われたが，父は必要ないと判断し通わせなかった。その後，Ａ子は学校の特定の先生に話を聞いてもらうことなどで何とか落ち着いた。頭部に傷を負って登校したことや，放課後なかなか家に帰らないこともあった。

　保護した後の面接で父は，虐待の事実や意図を否定し「勉強や家事を教えるための指導だった。血を出すまでやっていない。一緒に風呂に入ることもあったが，家ではふつうのこと。Ａ子が入ろうと誘うこともあった」などと言い，Ａ子と児童相談所とを激しく非難した。ＣＷは虐待の事実究明は難しいと考え，その点は深入りせずに臨んだ。父と継母へ「家に帰りたくない」とＡ子が書いた手紙を渡しながら，Ａ子の過去の虐待体験や育てにくさを強調し，家庭で養育していくことは大変であることを話し，施設入所を提案した。しかし父は「入所には反対だ。施設に行くというのなら俺の籍から抜いて行け。高校も辞めて行け。こうなったのも児童相談所のせいだ」と反対し続けた。そのため児童相談所は児童福祉法第28条により家裁への申立てを準備した。しかし申立ての直前になって，継母に説得された父は「もう俺は知らん！」と判断を継母に任せた。継母が承諾書に押印して施設入所となったが，Ｃ児童養護施設に対し父は反感を強くもっていたことなどもあって，Ａ子は児童養護施設のＤ寮へ入所した。高校１年の６月であった。

（３）Ｄ寮入所から退所まで
　①逸脱行動の時期
　入所時は緊張していたが，夜にはうちとけていた。Ａ子の部屋は中高生の女子が常時５〜６人いる８人部屋だった。１カ月間は特に問題もなく適応的に過ごした。Ａ子の安定のため，月１〜２回の児童相談所への通所を開始し，心理判定員による面接を行った。Ａ子は，Ｄ寮の生活は楽しいが時間をもて余し気味であること，前の施設より自由な雰囲気であること，

時々1人でボーッとすることがあるなどを面接で述べた。

ところが7月にはいると，バス停での喫煙，下校時に菓子やマニュキュアの万引，8月は就寝時間などの日課の乱れ，寮生同士のトラブル，9月にはビールを寮内で飲んで騒ぐ，11月には同室の中学生の便箋を盗む，寮生との喧嘩で寮を飛び出すなど，逸脱行動が続いた。職員は「なぜこんなに繰り返すのか」「なぜすぐに判るようなやり方でわざわざ行うのか」と，A子の逸脱行動の意味がわからず戸惑った。学校からは数回の謹慎が言い渡された。面接でA子は「万引した時は，小中学校の頃に万引したことをボーッと思い出していた。いろいろ繰り返してしまう自分が恥ずかしい。生まれてこなければ良かった」と落ち込んでいた。また，不眠や怖い夢で熟睡できないことを訴えてきた。生活場面では，幼児の遊び相手や職員の手伝いを積極的にやった。保母との交換日記を始めた。担当となったベテランのG指導員（男性）は，A子の問題行動に対して「父親と同じ対応は絶対にしない。そういう大人もいることをA子に示したい」と語り，それが職員全体の合言葉になっていった。逸脱行動が繰り返されても職員はA子を決してあきらめないという態度をとり続けた。G指導員は週2回程度，就寝前の10分間を「A子の時間」として個別的に話をするようにした。A子は勉強への意欲も強く，学校から出された課題ではわからない所を職員によく聞いてきた。児童相談所とD寮とは頻繁に連絡を取り合い，本児のアセスメントを行い，対応について協議した。また，高校へ状況説明に行き，A子への理解を求めた。

②父との対決と機関連携

A子の逸脱行動が下火になりかけた頃，父から児童相談所へ頻繁に電話がかかってくるようになった。父はA子の逸脱行動を同級生から聞き出し，「A子に会わせろ。悪くなったのは児童相談所のせいだ。籍を抜け，高校を辞めて自力で入り直せ」と非常識な主張をしてきた。父は飲酒の上，寮やCWの自宅まで繰り返し電話をしてきた。寮ではA子を電話に出さなかったが，父が面会を要求していることを察知したA子は，卒業まで寮にいる

ことを父に直接伝えたいと言い出した。高校1年2月に児童相談所と寮の職員が同席し，A子は父と再会した。父は威圧的に自分の主張を一方的にまくし立て，すぐに帰ってしまった。A子は返答ができなかったが「父は逃げるようにして帰った。これで父のことはさっぱりした」と感想を語った。その後，CWは父宅の家庭訪問を続け，学校の成績表などを定期的に届けることを約束した結果，父の抗議は下火になった。

高校2年生になったが，度重なる謹慎で出席日数が足りなくなったため，学校より出された課題を必死にこなした。A子は，忙しい方が余分なことを考える時間がないからと言って頑張った。5月にスーパーで服を万引して補導された。再度の万引ということで高校より退学の話が出されたため，D寮と児童相談所とが高校へ出向いてケース検討会を開いた。児童相談所はそれまでの経過と心理診断について説明した。寮からは，生活の様子と逸脱行動の間隔が長くなってきたことが話された。登校を継続させることで学校側の理解が得られ，さらに校長（臨床心理士）が個別的に話を聞く機会を考えてくれることになった。以後，A子の逸脱行動はほとんど見られなくなった。

③安定期から就職へ

寮生との対人関係では，攻撃的になったり被害的になったりすることが多く，感情のコントロールが下手だった。職員に対しては，常に自分を見ていてほしい，評価してほしいという欲求を強く示した。また，G指導員のことを父のように慕うことがみられた。職員との自然な会話が飛躍的に増加し，全体的に落ち着いた状態となった。就寝時に不眠を訴えることがあったので，職員ができるだけ話し相手になった。その頃，G指導員が庭の一隅を「A子の花壇」と決め，花を一緒に育てた。A子は大変気に入っていろいろな花の育て方を教えてもらい，一生懸命に世話をした。

会話の中に母や父のことが時々出てくるようになった。学校での適応は良く，遅刻も減った。テニス部で頑張り，好きな男の子もできたようだった。将来については，寮のあるところに勤め，勉強して保母の資格をとり

たいと考えていた。人と接する仕事よりも花を栽培するなどの仕事の方が，自分には合っているとも考え始めていた。Ａ子は入寮以来，Ｇ指導員から剣道の稽古を受けていたが，迷った末に進級試合に挑戦し，無事に１級を取得でき大喜びであった。Ａ子が学校で書いた「この１年」という作文では，父の家が息苦しかったこと，寮に入って自分はすごく変わったことなどが書かれていた。３学期には，寮の女子とのけんかが原因で珍しく無断外出するが，すぐに戻ってきて夜には仲直りをしていた。

　高校３年の夏休みに，寮の近くの園芸店を就職先に決め，バイトとして働き始めた。しかし，時間にルーズであることからやめさせられてしまい，就職活動は思うように進まなかった。そうした頃，Ａ子は他の寮生と喫煙，無断外出，友人宅へ外泊などの逸脱行動を再び呈したが，短期間で収束していった。日記には，やりきれない気持ちを抱きながらも，何とか自分を立て直そうとしている様子が書かれていた。その後，指導員と職安で就職先を決め，採用試験を受け合格した。

　Ａ子は，卒業と就職が決まったことを父に報告したいという気持ちから，父へ手紙を書き面会した。父は，２年前と同様にＡ子を非難し「今後は何があっても関わりはもたない。１人で生きていけ」と言い放って，そそくさと立ち去った。Ａ子は悔しそうに泣きながら「親父は何も変わっていなかった」と述べた。

Ⅲ　考　察

1．児童相談所が扱う子ども虐待ケースの困難点

　児童相談所が取り扱う子ども虐待相談には他の相談種別には見られない困難点が存在する。それは次のように整理される。第１には，親の意志とは関わりなく相談が開始されることが多く，親との相談関係形成に多大な困難が伴うことである。第２には，常に生命の危機と隣り合わせにあり，初期対応だけでなくその後の経過のなかでも，適切で迅速な判断と対応が

求められることである。第3には、被虐待児の心的外傷への治療的関わりと、それと関連するさまざまな逸脱行動への対応が難しいことである。第4には、子ども虐待ケースでは関係機関同士の連携が特に欠かせないが、子ども虐待への共通理解が互いに不十分であると、連携が困難になることである。

以上の困難点を意識しながら、本ケースの対応を中心に考察してみる。

2．相談援助の枠組みと初期対応

（1）初期対応からはじまる相談関係

児童相談所が扱う子ども虐待相談のなかで、虐待者自身が相談を申し込んで開始されるケースは、受理したケースの約10％程度に過ぎない（全児童相談所通巻62号 別冊「全国児童相談所における家庭内虐待調査」結果報告書、1997）。残りの約90％は関係機関や親族または近隣からの通告から始まるが、その時点ではほとんど虐待者には通告の事実は知らされていない。そのため通告ケースでは、援助者から働きかけて、関係をつけていくことから始めることになる。

通告ケースでは、緊急性がある場合とそうでない場合とでは初期対応に大きな差が生じる。通告時に緊急性があると判断されるケースでは、緊急の家庭訪問（場合により児童福祉法第29条に基づく立入り調査）や即時の一時保護（同第33条）が実施される。そうした場合には、関わりの初めに「子ども虐待の疑い」という理由が保護者に明らかにされる。このような権限に基づく介入は親から反発を招き、児童相談所と親は対立関係になることも多い。法的権限を背景とした介入とその後のソーシャルワーク的援助とは立脚点が異なるため、困難を感じるＣＷは少なくない。

しかし、実際にはそのように緊急を要するケースは一部であり、ほとんどのケースでは、調査をもとに保護者にとって最も抵抗の少ない方法が選択される。具体的には親接近する機関の選定、接近の際の切り口などが検討されよう。実践的には、親が最も信頼している機関が、親が困っている

子どもの養育をめぐる問題を扱っていくことが有効な場合が多い。一般的にいえば，ケースに取り組む際には，子ども虐待という基本戦略で考えながらも，親への接近には親が困っている具体的問題から入るという柔軟さが必要といえよう。

こうしたさまざまな働きかけの結果，親が何とか応じるようになっても相談意志は不安定であることが多く，相談の枠組みは常に脅かされる。また，同意による施設入所を果たしたケースでも，親の気持ちの変化から強引な引取り要求などがなされ，子どもの安全や保護の環境が危うくなることも珍しいことではない。そういうことからCWの努力のベクトルは，子どもの安全や保護環境を守りながら親との相談援助関係をいかに安定させていくのか，という2つのことに向けられる。

(2) A子の場合

本ケースは2回とも，本人の保護申立てによる一時保護から開始された緊急ケースであった。高校1年でA子が2回目に保護を求めてきた時，CWは「しまった」と叫びたい気持ちだった。中学2年に父宅へ引取られた当時，親とA子に「何かあったら必ず連絡してほしい」と言って，その後特別なフォローは行わなかった。しかしA子のそれまでの生育歴を考えれば，虐待が反復される危険は高いと考えて当然であった。継続的面接などを実施して，予防的に関わるべきであったと悔やまれた。

高校1年の一時保護から施設入所にいたる過程で，父はあくまで虐待を否定し，施設入所に反対した。そこでCWは途中から事実究明を留保して，A子の育てにくさや関係の取りにくさを強調し，施設入所の承諾を得ようと試みた。そこには，「事実究明で争って長期化するよりも，施設入所を一刻も早く実現し，安全で安定した生活のもとで高校へ通わせたい」という判断があった。

このように安定した環境の早期確保を優先させた結果，事実究明の不十分さが残されることになった。つまり，父の虐待を明確にした上での入所ではなかったために，「高校を辞めさせろ」などの父の理不尽な要求が生

じる余地を残していたし，A子によって繰り返された逸脱行動も，父の攻撃の対象となった。そういう父に，CWはとにかくていねいに対応するという方法に終始した。こうした経過はCWに少なからぬ苦痛をもたらしたが，父に粘り強く付き合ったことが，最終的に父の行動を収束させ，A子の保護環境の安定化に役立った。子どもの安全確保を図りながら親との相談関係の安定を目指すということの難しさが，改めて明らかになったように思う。

3．被虐待児への援助と治療的関わり
（1）被虐待児への援助

虐待を受けた子どもへの援助は，その子どもの行動や心理面を理解することから始まり，身心の安全を確認し，治療的に関わる中で子どもの心が癒されていく過程に寄り添うことである。さらに，家族との再統合を図りながら，社会に適応していくことに伴走することであると考える。そうであるなら，子どもへの援助は，十数年あるいはもっと長い年月を射程に入れた援助ということになるだろう。もちろん，そうした関わりを1つの機関や同一人物が担うことは困難であるが，いくつかの機関の何人かの担当者は，その子どもの処遇が可能な限り一貫した連続性のあるものに編み上げられていくことを，意識して取り組む必要がある。

本ケースの場合，2回目の入所先は，父の強い意向と施設側の受け入れ体制の点から，1回目の入所先とは異なる児童養護施設となった。しかし，幸いなことにD寮の雰囲気の中で，A子は初めて心の扉の鍵を外し，種々の逸脱行動を呈しながら施設職員との関係を深め，高校を卒業し社会への一歩を踏み出したといえる。その後も，D寮や児童相談所の担当者らは，次にA子を支えてくれる人や居場所を探しながら，漸次的に次の段階へとバトンタッチしていったように思う。

（2）被虐待体験とその影響

A子の虐待体験は，母からのネグレクトや心理的虐待，団長からの身体

的虐待，父からの身体的虐待や性的虐待と，過酷極まりないものであった。こうした苦しい体験を伴うA子の長い経過を辿っていくと，虐待の世代間伝達の問題や，被虐待児が呈する行動上や心理面における多くの問題が包含されていることがわかる。それにしても，子どもの養育を放棄して突然いなくなる母の行動は，A子にとって全く不可解で不条理な出来事であっただろう。そんなふうに消えたり現われたりする母の存在は，A子にとって恐ろしいものとさえ感じていたかもしれない。A子は，この世の中は安心できないもので，他人は容易に信じてはいけないものとして理解せざるをえなかったと思われる。小学1年で劇団に置き去りにされたA子の気持ちは，どんなに心細く寄る辺のないものであっただろう。こうした現実を前にして，A子は「自分が悪かったから」という物語を作らざるを得なかった。C施設で初めて会ったときのA子は，子どもらしい活気に欠け，自分の気持ちも言えない暗い印象で，他児や大人に対して過度に気をつかい顔色をうかがっていた。身の回りのだらしなさや，学業が著しく遅れていることなども目立った。

　父宅に引取られたA子は，今度は父から身体的・性的虐待を受ける結果となってしまった。被虐待児は，トラウマを引き起こした出来事を繰り返しフラッシュバックとして体験すると言われるが，A子の場合も父からの身体的虐待は，団長からの同様な場面を想起させるきっかけとなった。父宅から逃れて保護された時，A子は父を「あの人」と呼び，「自分は使われているだけだった」「父の操り人形だった」と言い，結局「家族というのは近すぎて苦しかった」と述べていた。生まれた時から家族と呼べるものを経験してこなかったことに加え，通常では考えられない辛いことをくぐり抜けて来たA子にとって，対人関係における問題は最も深刻であったと思われる。自分や相手を信じながら程よい距離をとり，適度に感情表現や意思表示をしながら，良い関係を継続させていくことは，難しいことであった。

　（3）被虐待児への治療的関わり

被虐待児への治療的関わりとして，日常生活場面を活用した「環境療法的アプローチ」やトラウマに焦点をあてた「心理療法的アプローチ」などがあげられる。本ケースの場合は，施設へ入所しながら前者の方法による治療的関わりを試みた。入所後も施設の指導を補完する形で，児童相談所の心理判定員が定期的な面接を重ね，本人の気持ちをていねいに聞いていくことを続けた。トラウマへの本格的な治療は今後の課題であり，精神科医療との連携も必要と考える。

　D寮に入所後1カ月経過した頃より，問題となる行動は一挙に展開した。そうした逸脱行動は，職員側に多大な混乱や無力感を抱かせたが，職員はA子へ粘り強く付き合いながら，諭し教える態度を貫いた。A子にとって，失敗や逸脱行動を繰り返しても，最後まで受けとめてもらえる体験は初めてであった。A子は，自分が大切にされていること，たとえ悪いことをしても見捨てられないことなどを感じ，次第に対人関係面で安心感をもてるようになった。また，謹慎ということで寮に残り，職員の手伝いや幼児の世話をしたことは，職員との接触を増やし信頼関係の強化につながった。また，そうしたことで自分が役に立つという経験は，A子の自己肯定感や自信へと結びついていった。こうした特別ともいえる個別的な指導が，どうしてもA子の育ち直しには必要であったと思われる。

　ところで，A子は母のことをどう受けとめていたのだろうか。C施設に入所した小学5年のとき「母がいなくなったのは，私が母の財布からお金を盗ったから」と，自分を責めていた。中学2年で，母のいい加減さや頼りなさを面接では訴えていたが，実際の母にそうした感情をぶつけることはできなかった。高校1年のA子は，自分を置き去りにした母について「母にも母の都合があった。母も自由に遊びたかったのだ」と自分を責めることはしないが，母をかばっていた。このように，A子は母に対しマイナスの感情をほとんど表出していないし，母を現実的なイメージとしてつかめていないのかもしれないと思われた。母に十分に世話をされた経験がないのだから仕方のないことであるが，そうした実際の母あるいは母なる

ものに焦点を合わせながら，欠けているものを補い埋めていく作業が，今後に残されていると考える。

　父に関しては，父のD寮への抗議が高まったとき，A子は「自分の気持ちを父へ伝えたい」と指導員へ言った。寮や児童相談所の担当者に守られながら，A子は父との面会に臨んだ。このことが，本人の父についての整理を一歩進めたのではないかと思われた。さらに，卒業と就職が決まった頃「ひどい父であったが高校へ入学できたのは父のおかげかもしれない」と，A子が自発的に父へ手紙を書き，再びD寮で面会した。新しいスタートを切ろうとしている自分と比較して，変化のない父の姿を確認する結果となった。

　幼少期より虐待された子どもが，思春期になって親についてどう心の中で整理していくのか，または実際に折り合いをつけていくのかということは，難しい課題であるが，避けては通れないことである。結局，子どもは自分自身が納得するまで，何らかの形で親へのアプローチを繰り返し試みる。決してすんなりと，「ひどい親」とあきらめたり見切ったりはしないように思う。その際の援助者の役割としては，そうしたことを彼らが適切な方法で行えるように，彼らに力を与え，環境調整をしながらサポートしていくことであると考える。

4．関係機関との連携

　子ども虐待は，子ども，家族，社会が織り成す複合的な問題と言われている。そうであるがゆえに，対応には特定専門領域のノウハウや援助の視点だけでは不十分であり，異なる機関や職種の専門性により，ケースを総合的に把握し，援助していくことがいっそう重要なものとなる。具体的には，機関同士の調整やケース検討会においてケースの理解や評価，さらにそれに基づいて方針を一致させ，役割分担を行うことが大切となる。

　このケースでは，保護を繰り返すこととなった反省から，D寮入所に際して意識的に機関連携に取り組んだ。入所前にはD寮とケースの協議を行

い，入所後も児童相談所の心理判定員による心理面接を継続した。定期的にケース検討会を行い，繰り返される逸脱行動に対してはその都度Ｄ寮と話し合いの場をもった。また，高校へは，ＣＷがこまめに説明と調整に行き，児童相談所，寮，高校によるケース検討会を実施した。こうした機関連携によりＡ子への理解が進み，多方面からＡ子を支えることが可能となった。

しかし，医療との連携は十分ではなかった。今回ケースをまとめるにあたり，施設の記録を読み直してみると，Ａ子は小学生の時から腹痛や手のしびれ，目の痛みなどを訴えることが多く，中学生には視力低下や視野狭窄で眼科を受診して心因性と診断されていた。児童相談所は２回目の保護の際，Ａ子が父宅で精神科を受診していた事実を知ったので，再度Ａ子を受診させた。しかし，残念なことに，医療と連携するまでには至らなかった。われわれ援助者には，Ａ子の呈するさまざまな慢性的な症状などに対し，過去の虐待体験を振り返りながら考えていく視点が，必要だったと考える。

Ⅳ　その後の経過

高校を卒業しＤ寮を出たＡ子は，新しい仕事と一人暮らしの生活に張り切っていた。職場では，本人の仕事への取組みがよかったため，他の新入社員とは違う責任ある内容を任せられた。しかし，人間関係のことから職場は長続きせず，半年で離職した。その後，頭痛などの訴えで自分から精神科へ通院し始めた。現在は，通院先の病院が関連する生活訓練施設に入所し，就労しながら自立を目指し歩き始めている。

コメント1　乳児期から17年にわたった治療的介入

本間　博彰

　児童虐待が子育て環境の悪化を物語る事態であること，問題行動にはしる子どもの背景をなす問題の1つに子ども時代の被虐待体験が示唆されることなどから，児童虐待は社会の根幹に関わる出来事であるという認識がより明白になりつつある。そして，虐待から子どもを救い出し，なおかつ虐待により心的外傷を被った子どもの健全な発達を支援することの難しさが理解されつつある。

　さて，児童虐待対策の中心機関としての児童相談所は，虐待ケースに対する対応の迅速さや専門性をめぐって，しばしば批判にさらされてきた。たしかに，行政機関の責務や社会的な要望に応えてゆく努力が問われる部分があるが，しかし児童虐待に対して，入口から出口まで対応するには，実に多くの時間とエネルギーを要するのである。このことを多くの人びとに知ってもらわなくてはならない。本事例は，児童相談所が実に多くの時間と期間にわたり，かつ，組織的にもすり切れそうになるほどにエネルギーを使って虐待事例に取り組んでいるかをよく示している。

　事例はさまざまな虐待を経験している。幼い時代には Neglect, Verbal Abuse, Physical Abuse を，思春期には Sexual Abuse を経験している。

　この事例は，虐待事例に取り組むときに出会う基本的な問題を含んでいる。すなわち，経済的に不安定で危機を内包したところからスタートした家族であること。児童期早期に親が離婚し，家族としてたちゆかなくなったという環境。その中で親がますます荒れてゆき，子どもの人権や生活権が損なわれてゆく。親は自分のことで精一杯で子どもの育児どころではなく，子どもを支えにして生きてゆく方向に傾斜してゆく。こうした問題は

虐待に陥ってゆく家族や親にほぼ共通した問題である。

　児童相談所の虐待に対する関わりは，乳児期から始まって17年にも及ぶ。その中身は家族の混乱の歴史そのものであり，児童相談所の指導は家族の不幸（不全）な発達そのものに関わることになる。そして，児が思春期に至れば，家族の問題以上に児自身の思春期の問題にまで関わらざるを得なくなってゆく。虐待を受けた子どもは，どの子どもも突入する思春期危機に，心的外傷の反復強迫が加わり，いっそうの混乱を経験するが，この時期にどのようにして混乱から子どもを守るかというテーマにも関わらざるを得ない。この子どもは，他者とか外の事柄，つまり自分の外側に広がる世界に関わることがとても下手である。結果として，繰り返し，繰り返し問題を発生させながら，確かめるようにして外のことや世の中のことを学んでゆくことになる。児童相談所は子どもを親の破壊的行為からも，時には周囲の人びとの誤解からも，そしてその子ども自身の鬱積した憤懣や出しどころのない怒りを自分自身に向けることからも，その子どもを守らなければならないことがしばしばであろう。

　子どもは，児童相談所の担当職員を含めて，施設の職員との関係は一体化と分離個体化とでも表現できるような対人関係を作りながら成長の道をたどるようである。こういう関係が始まるにしても，それまでの時間の中で児童相談所の職員との間で相手を試すようにして自分の安全な空間や期待感をさまざまなやり方で創出しようとしてくる。そして施設に移った後でも繰り返し繰り返し自分の存在の保証と自分をしっかり受け入れてくれることを求めてさまざまな行動をとってくる。施設における指導のあり様をめぐっても措置機関である児童相談所は巻き込まれ，連携という名の下で施設の支援にも役割を果たさなければならない。こうした児童相談所の通常の児童虐待対応とそれに伴う問題点などをこの事例は示してくれている。

コメント2　乳児期から17年にわたった治療的介入

岩田　泰子

　ここにあるのは繰り返し虐待を体験した1人の少女が，自立へのスタート地点に至るまでの貴重な記録である。自立支援施設をいれると4カ所の福祉施設への入所，そしてその間々の生活と，何回にもわたる生育歴上の大きな変化のなかで，少女とその周辺の人たちが何を感じ，どう考え，どのように行動したのかが，広い視野でとらえられ記されている。
　施設入所中のケースには，（1）子どもへの対応，（2）親への対応，（3）施設職員への援助，（4）学校その他の関連機関との調整，が必要であるが，これまではこれらの点について施設側が全面的に背負わざるをえないことが多くみられた。
　このケースでは，これらの点について，児童相談所がその力を余すところなく発揮して，混乱する少女をその周囲と支えあっている。子どもへの対応では心理判定員による面接を行い，ケースワーカーは繰り返される問題行動に悩む施設職員と共に考え行動した。学校を謹慎という形で欠席させることは，教育を受ける権利の侵害という見方もできようが，日常生活の範囲を狭くしたことが行動化の予防に役立ったといえよう。このケースでは休んで寮にいる時間を，1対1で子どもに寄り添い，職員との関係作りに有効に利用しているところが見事である。その他「A子の時間」「A子の花壇」などその子どもに固有の時間や空間を提供し，固有の経験を共にすることで心の安定や成長を助けていると考えられる。
　親には粘り強い対応をする一方，子どもが親と相対する場を安全な形で設定し，親子の気持ちと問題点を整理できるよう援助している。このケースもそうだが親子関係の問題点が明確にされないまま入所するケースは少

なくない。子どもの早急な保護のためやむをえない場合であるが，できるだけ早いうちに，問題点を親にも子どもにも明らかにすることが必要だ。あいまいであると子どもは自分が悪い子だから施設へ入れられたと思ってしまうし，また親が引取り要求や攻撃的な言動を起こした場合の対応が非常に困難となる。養護施設の役割は，安心して生活できること，子どもの心が癒されること，そしてその生活の中で成長し，得たものをもってそれからの人生にむかってゆける力をつけることにあろう。身辺自立やマナーや勉強などの生活技術の習得以外に，人とよい関係をもてるような心の下地作りが欠かせない。それには自分は悪い子で価値がないと思い込み，不信感が強く常に周囲に対して身構えてしまうような被虐待児に，まず，悪い子ではないんだよ，そんなことしなくていいんだよというメッセージを伝えていく。子どもの頭の中には，自分を虐待した親から言われ続けてきた事柄や，自分に同じようなことを言ったり，したりする自分自身がある。虐待された子どもは自分の被虐待体験を語り，甘えや怒りの感情を表現するとともに，現実の生活の中でのよい体験——共に楽しみ，失敗を共に乗り越え，見守られつつ1人で行動する，決定に参加する，達成するなど——を内在化することによってよい自分自身を取り戻すことができる。なぜ家族と離れて暮らすのか，そこに至るまでに起こったことはどういうことであったのか，そしてそれに対する関係者の考えを初期に話しておくことが，そのような子どもの変化・成長過程の基礎として重要である。これは，このケースのように自ら保護を求めてきた場合でも同様である。

　また医療との連携であるが，状況がすさまじいものであると，子どもの症状は虐待の直接的な影響によるものと理解され対処され，医療にむすびつかないケースが少なくない。多動性障害やてんかん，精神分裂病，脳器質性疾患などの他，反応性の疾患も精神科医療を要する場合がある。入所する場合，身体の診察はすべてのケースが受けるが，精神科の診察はごく少ない。この点は今後医療側の問題も含めて改めていく課題ではないだろうか。

このケースは，多くの関係者に守られながらやっと自立への一歩を踏み出したが，退寮後もふるさとのような拠所としての寮をはじめ，多くの援助を必要としている。これまでの経過をみると，被虐待児へのかかわりは，たくさんの人が各々のパートをしっかりと受け持ち，全体として大きな流れとなって子どもを守り育ててゆく交響曲のようであると思われた。

5

母親の心理療法過程
自分自身と子どもを受け入れるまで

佐藤　千穂子

I　はじめに

　虐待による生命の危機から子どもを保護することを目的とした介入方策は検討が重ねられており，全国各地で形成された関係機関のネットワークによって，親からの分離あるいは社会資源を活用して育児負担の軽減を図る試みが行われている。しかし，虐待する親への継続的な心のケアや，家族の関係性の修復についてはその必要性が指摘されているにもかかわらず，心理的側面への支援はほとんど親のもとに届いていない印象を受ける。

　虐待する親への心理的アプローチに特有の困難が伴うことは，従来より指摘されているが，親の側の要因のみとは言い切れず，支援の一環として行われる育児指導や助言が，親を傷つけ苦悩をさらに深める方向に作用してしまうことも少なくない。虐待という現象について，親の思いと支援する側の認識との間には今なおギャップがあるように思われる。

　親の言葉にひたむきに耳を傾ける過程で気づくこと，学ぶことの多さを痛感しつつ，筆者は臨床の場で日々母親たちと向き合っている。

　本論文では，虐待する母親の心理療法の開始から終結に至るまでの経過を報告し，虐待発生と虐待がしだいにエスカレートしていく背景，および

治療上配慮すべき事柄について若干の考察を加えたい。

II 事例の概要

プライバシー保護のため，事例の本質を損なわない範囲での変更を行った。

1．家族構成と虐待状況

クライエント（以下Clと記載）は初診時31歳の専業主婦で，会社員の夫と3歳の長男，5カ月の次男との4人家族。

長男（以下A君）に対して誕生直後より自分の子どもと思えず，愛情もわかないまま義務的に世話をした。生後6カ月より夜泣きをきっかけに布団に投げつけることが度重なった。1歳過ぎからは殴る，蹴るなどの身体的虐待に加えて，「お前なんか生みたくなかった。殺してやる」など，言葉の暴力も頻繁となり，家から締め出すこともあった。

A君の些細な行動をきっかけとして，怒りをおぼえるとA君の表情や態度のすべてが憎らしく，「悪魔のように思えて」首を絞めて殺しそうになることもあった。次男（以下B君）にも，自然な愛情はもてないが，強い怒りや憎しみは感じない。

虐待行為を夫（以下Cさん）が止めようとすると，Clは逆上してさらに虐待が激化し，しだいに夫婦仲は険悪となった。

2．Clの生育歴

両親と2人の弟との5人家族で育った。

父親は弟たちを溺愛したが，Clに対しては生まれた時から一度も抱こうともせず，不愉快なことがあるとすべてClのせいにして，怒鳴ったり暴力を振るった。日雇いで仕事をするも長続きせず，朝から雨戸を締め切って閉じ籠ることが多かった。

母親が工場で働き，細々と生計を立てていた。経済的に貧しく，両親の喧嘩が絶えない生活で，Clは常に父の暴力に怯え，母には迷惑をかけないよう努めていた。

幼稚園，小学校時代は暗く，無気力で学業に集中できず，級友から苛められたり教師に叱責されることが多かった。成績が悪いことを理由に，家では父からテレビや遊びを禁止され，長時間机に向かうことを強制されることもあった。

Clは学校に行くのも家に帰るのも苦痛で，居場所がないと感じていた。

中学校時代は非行化して暴走族のグループに入り，初めて仲間集団の経験をもったが，内心は両親に気づかれることを恐れ，常に罪悪感を抱えていた。

この時期より父に反抗するようになり，父の暴力も激化した。

高校入学後は暴走族から離れてアルバイトに励み，その収入で母を経済的に支えた。高校卒業後は，母の勧めで専門学校に進学し，寮生活を送った。

Clが家から離れたことに呼応するかのように，父は家出を繰り返すようになり，Cl19歳時に家出先で自殺した。

父の死後，Clは家に戻り，就職した。21歳時に職場でCさんと出会い，3年の交際を経て結婚。新居に近い職場に転職し，妊娠中期まで仕事を続けていた。Cさんとは些細な原因で喧嘩が絶えなかった。Clは子どもを欲しくはなかったが，Cさんとの関係改善を期待して出産を決意した。

Ⅲ　心理療法開始までの経過

1．相談歴

A君は乳児期より食が細く，体重増加不良であった。周囲の人びとの指摘はClへの非難のように思えて，傷つく体験となった。

生後5カ月時から数回，電話相談で食事に関する指導を受け，A君が1

歳半を過ぎる頃からは，保健所の集団健診の場で言語発達の遅れも含めて相談。保健婦による定期的な家庭訪問や，心身障害者通園施設の相談室で育児指導を受けた。A君を憎む気持ちや虐待の事実は打ち明けることができなかった。A君への語りかけ不足を指摘されたり，育児指導を受ける度に，母親として最低限のこともできないだめな人間と自らを責めると同時に，A君さえいなければこんなに苦しむこともなかったと憎しみが募り，虐待はエスカレートしていった。

Cさんからは「異常だ。人間失格だ」と罵られ，暴力を振るわれるようになった。母親に相談しても，叱責や説教を受けるのみで，自殺するか，A君を殺してしまうかという気持ちにまで追いつめられていった。

市の相談室に匿名で電話をして，初めて虐待を告白したが，続く数回の電話相談では，暴力の直接原因を問い質されるように感じて，苛立ちが募った。「死にたい」と初めて悲痛な思いを訴えたことがきっかけで，保健所の担当保健婦を紹介された。

保健婦との電話でカウンセリングを受けるよう勧められ，当院を紹介された。

精神科受診は，精神異常者とレッテルを貼られるように思え，強い抵抗を覚えるが，一方で，苦悩を抱えていることを理解されたようにも思い，受診を決意した。

2．受診から心理療法開始までの経過

精神神経科初診時には，無気力で家事も外出も億劫な状態で，過食，集中困難，罪悪感，希死念慮が認められた。A君への暴力は頻繁で，「泣いて謝っても許す気にならない」と述べていた。

精神科医の診断はうつ状態で，抗うつ剤と抗不安剤が処方された。

初診直後に，院内の小児虐待防止委員会の症例会議で検討した結果，児童相談所に通告すること，精神科診療において家族全体のアセスメントを行い，その過程でA君の保護と心理的ケアの必要性を判断していくことと

なった。

　精神科医の依頼により施行した心理アセスメントが，筆者にとってClとの初対面であり，その後，アセスメント結果を直接フィードバックする目的で設けた面接の際に，Clより希望があり，診察と並行して，筆者が心理療法を担当することとなった。

IV　心理療法経過

　心理療法は，原則として週1回，1時間。第4期半ばまではB君同伴のため，プレイルームで行った。ClはB君の要求に応えつつの面接で，落ち着いて話題を深め難い局面も多かった。さらに，A君の幼稚園が休みの期間は来院できず，週1回のペースの確保は困難であった。開始から終結に至るまでの経過を便宜上，5期に分けて概観する。Clの発言を「　」，筆者（以下Th）の発言を〈　〉で示す。

1．第1期（#1〜13）；導入期〜身体的虐待消失の方向へ

　服薬は副作用を理由に2カ月足らずで中止となったが，心理療法開始時には過食が治まり，日常の家事もこなせる程度に状態は改善していた。

　医師からの情報と心理検査所見から，Clは深い無力感と自己不全感を抱えており，内在する激しい怒りのコントロールが困難であること，自他への不信感が強く，他者の否定的感情に敏感であること，「自分の中で何が起きているのかわからない。自分が自分でなくなってしまったよう」とClが訴えるように，内面の意識化が制限された状態にあると考えた。

　心理療法開始にあたって，面接場面がClにとって安全な場となるよう配慮することを最優先事項とした。

　初回に，虐待は暴力に駆り立てるような何らかの必然性によって起こり，理性では抑えられないからこそ，親は苦しみ続ける，そして暴力を振るうたびに親も心の傷を深めていく，という虐待に対するThの理解を伝えた。

また，A君の母親としてでなく，個人としてのClと向き合っていくこと，Thの言動によって傷ついたり，不満や疑問が生じたら率直に話してほしいということも伝えた。

＃3までは，A君の発達歴と共に自らの生育歴を被虐待体験も交えて語ったが，断片的で感情を伴わない内容であった。Thは心の準備が整わないことは無理して話さないよう働きかけ，今までの生活の肯定的側面にも焦点を合わせるよう配慮した。

この時期，1週間以上に及ぶ虐待が月にほぼ1回の間隔で起こっていたが，＃4がその時期と重なった。ClはA君への憎悪と虐待の内容を初めて生々しく語り，「どうしても暴力を止められない」「死のうと思い包丁を手にしたが，Cに取り上げられた」「死んでしまいたい」と訴えた。〈今まで苦しい思いに耐えて生き抜いてきたのだから，これ以上傷を深めないでほしい。どんな状況でも自分を傷つけることだけはしないと約束して下さい〉というThの言葉にClは号泣した。この回について「ずっと胸につかえていたものが溶けていくような，心に深く刺さった棘が抜けていくような気持ちがした」と後に回想した。

＃5以降，身体的虐待は消失の方向に向く。間隔があき，暴力の持続期間が短縮化して，行為も穏やかなものに変化していく。

A君を「守りたい」気持ちもあることに気づき，褒める，叱責後に謝る，一緒に入浴するなど，初めての体験を重ねる。しかし，A君への否定的感情は根深く，長時間の叱責，謝罪強要を繰り返す。A君は叱責されると無反応のまま立ち尽くし（この状態をClの表現に従い「萎縮モード」と名づけた），その姿にさらに怒りを強め，自らも追い詰められていく過程がしだいに明らかとなるにつれて，Cさんを含む家族間の悪循環に気づき始める。

ClがA君の気持ちに関心を向け始めた＃6からA君の心のケアの必要性を話し合い，児童相談所との検討会議を経て，＃11以降，児童相談所でプレイセラピーが開始された。

Clは「甘えるのは弱いことと思いこんできた」「本当の自分として生きてこれなかった」と自らの内面を見つめ始める。

父を憎む気持ちが，父を自殺に向かわせたのではないかと自責の念を抱き続けていると語る。しかし，最後に父と会った時の思い出（唯一親らしいふるまいを見せた）を回想した後は，「自殺を予感していたのでは」「Clのみに遺書がなかったのは思いを言葉にできなかったから」と初めて父の弱さに気づき，長年の罪悪感から解放される思いを語る。

この期には3回，Cさんとの面接を行った。Cさんは事態を軽くとらえていたと反省し，Thと話すごとにClの心の傷が理解でき，自分もすっきりした気分になれると述べた。萎縮モードにCさんも苛立ったり，Clから守る思いでA君に暴力を振るう時期もあったが，Cさんの言動がA君とClに及ぼす影響を面接場面で検討した後は，2人を共に支える対応を工夫する方向に変化していった。

2．第2期（♯14～35）；母の支配に気づく

心理療法開始後すぐに，B君には自然な愛情がわくようになったが，A君は「自分の子という感じがしない，親戚の子みたい」「思いどおりに支配したい」。しかし，一方では，A君の気持ちを汲み取ろうと努め始め，この頃より，CさんがA君を叱ると止めに入り，夫婦でA君の気持ちについて話し合うようになる。

この期，A君への怒りは，食事（弁当を残す。だらだら食べる）が発端となりがちであった。Clと現状を整理した上で，Thが具体的に提案（後述）。Clはすぐに実行し効果が得られたことで，食事面の問題は解消した。

A君は自ら希望して地域のスポーツクラブに入り，幼稚園では落ち着いた行動を示すようになる。

児童相談所通所は，Clと児童相談所との話し合いの結果中断となった。

この期以降，母の話題が多くなり，「母の路線で人生の方向を決められてきた」「Aを叱る度に『お前は意地の悪い子。お父さんの血が流れてる』

という母の言葉が頭に響く」「母は正しいと思うので母の言葉に縛られる。同時に母の脆さも感じるので悲しませてはいけないと思う」と語る。

　初めて母と過去の体験を語り合い，迷った末に心理療法と児童相談所通所を打ち明けるが，Clの苦悩は十分に伝わらないまま終わる。その後，幼児期より母から与えられ続けたメッセージの矛盾に気づき，母への疑念や恨みの感情に言及するようになる。

　「自分をずっと嫌なだめな人間と思ってきた」と無価値感や自己否定感をしきりに訴え，「行動する前にどうせ駄目だと諦める感覚が身に染みついている」と語る。

　Thに対しては，「優しく包まれるようでホッとする」が同時に「Thの本心はどうなのか。プロとしてのThと個人としてのThは違うのでは」「Thといても頭が真っ白になり，思うように話せないことがある」と，Thへの不信や疑惑の念を表現する。しかし，言語化してその思いをThと正面から取り組むことで，面接場面での「頭が真っ白状態」はしだいに消失し，「こんなに自分を理解してもらえるなど想像したこともなかった」と述べる。

　幼い頃の自分とA君，親としての自分と父を同一視しては，深い自己嫌悪感に襲われるClに対し，Thはそれぞれの相違の明確化を試みた。思わず口にした〈Clはこの世でただ1人の存在〉との言葉に，「Thはこの仕事にぴったりの人。そういう人だから患者は救われるんです」と言う。

　その後，物心ついた頃から頻繁に生じていた「真っ白状態」と対人不信感について見つめ始め，「人に気を遣い，合わせてばかり」「居場所がないままフラフラ生きてきて自分がない」と語った頃より，対人関係全般に思いを巡らすようになる。

　Cさんとの面接では，Clが安定してきたことに加え，Clの母はCさんからみても，叱責・説教の多い人であると述べ，温かい母親に育てられた自分とClを比較することでClの抱える問題の根深さがより理解できるように思えると語る。

Clと母の希望で，母との面接も行った。母は自らの生い立ちから，苦難に満ちた結婚生活について述懐した。3人の子と心中を企てたが，寸前に末の子が激しく泣きだしたので思い止まった。生活に追われ，Clのことを気にかける余裕などなかった。一生胸の内に秘めておくつもりであったことを話せて，胸のつかえがとれたと安堵の表情を示した。面接以降，母からClへの厳しい説教は減少した。

3．第3期（#36〜50）；過去の家族力動の客観視

A君への言動のコントロールができ，Cさんから通院しなくても大丈夫と言われるが，「Bに向ける感情とは明らかに違う」「心の中に怒りが渦巻いている。それを整理したい」と自ら焦点づける。

A君はB君への嫉妬や，Clに対する甘えを少しずつ表現するようになる。

小学校入学後は学校でのびのびと振る舞い，担任教師から元気で子どもらしい子と評価される。

Clは機能不全家族についての本を読むなどして，原家族の力動を見直し母からのメッセージを実体験に照らして検討するようになる。幼児期からの母に関する辛い記憶が活発に蘇り，母の厳しさは躾の意味のみでなく，ストレスのはけ口をClに求めていたとの思いに至る。初めて母に直接怒りをぶつけ，見捨てられる不安も感じる。

対人関係での「真っ白状態」は減少し，「自分を歪んだ人間と感じるので，人が皆偉く見える。それで人の言葉を重く受けとめてしまう」ことに気づいていく。

4．第4期（#51〜65）；自分自身を取り戻す試み

算数に躓いて前に進めないA君を心配して，教えようとするがA君は頻繁に嘘をつく。A君の気持ちはわかるが，裏切られたようにも感じ，つい叱ってしまう。Cさんに相談しても取り合ってくれない。こうした状況で，Cさんとの喧嘩が度重なる。

A君を叱責したり，Cさんから批判された後に「胸が苦しくなり，1人取り残されるような孤独感」を感じるとともに，幼児期から抱えていた寂しさが鮮明に蘇る。

孤独感と向き合う過程で，A君によって幼い頃の辛い記憶が呼び起こされていたことを実感し，「怒るのはお母さんの病気。本当はAがかわいいのに怒り過ぎてしまう。Aが悪いんじゃないよ」と説明する。

また，Clに怒りを向けるCさんに父のイメージが重なり，封じ込めてきた怒りの蓋が開くことにも気づき，亡き父に宛てて自分の思いを込めた手紙を書く。

Clは生前の父と，未だに精神的自立ができずに母に依存している弟たちとの類似性に触れて，「男を守り支えるのが母の生き方」「同性のClに自分の生き方を押しつける」と考え，「自分らしい生き方」を模索し始める。健康にも関心を向け，自分を労り大切する気持ちが芽生える。

学校でのA君の行動ついて，大勢の人前で同級生の親から激しく非難される事態が起こり，落ち込むが気持ちを切り替え，担任に連絡して事実確認をする。担任から問題視していないと言われ，安心するとともに非難した親の心情を察して，心の中で整理をする。この件以降，対人関係での不快な経験をサラリと受け流せるようになる。

5．第5期（#66～70）；自分と子どもを受け入れる

B君の幼稚園入園をきっかけに，PTA役員や地域子ども会役員など，3つの役を引き受ける。週末はA君の試合の応援もあり，一気に多忙となり，対人関係が広がる。

面接はClの「間隔をあけても大丈夫」との思いもあり，1～2カ月おきのペースとなる。

折しも虐待死の報道が相次いだが，Clは子どもを死に至らせた親について，「誰にも話せないままだったのだろう」と思いを寄せる。「彼らと以前の私とは紙一重の差。Thに出会えてなかったら今頃は刑務所の中だと思

う」としみじみと語る。

　Clは役割を無難にこなすのみでなく，リーダーシップを取ったりトラブルを適切に処理しながら，新たな経験を楽しむことができる。学校に出向く機会も増えるが，A君は級友のひやかしを気にせず，「お母さーん」とClに抱きつく。そうしたA君の様子を笑顔で語る。

　しかし，数カ月後より体調を壊して体重が減少する。内科受診して疲労を指摘されるが，「人と接する機会が急に増えて，無意識の内に緊張が続いたせいだと思う。子どもの頃，行事の前は具合が悪くなったが，それと同じ」ととらえる。体調の悪い時期に家族で実家を訪問。専業主婦なのに健康管理もできずに家族に迷惑をかけていると，母から一方的に叱責される。「完璧な主婦を自分に要求する」「母自身が完璧な妻であり，母親であったのならなぜ父は自殺したのか，なぜ弟たちは自立できないのか，なぜ自分はこんなにも苦しんできたのかと言いたい」と怒りを表出する。同時に「今まで一度も母から褒められたことがない。一体どうやったら母に認めてもらえるのかと思う自分が今もいるんです」と涙を流す。

　この回以降，体調が戻り生活は安定する。A君の自信のなさに気づき，A君の長所を積極的に評価したり励ますよう努める。A君と初めて2人きりで一晩を過ごす機会があったが，A君はしきりにClに甘え，Clも濃やかに甘えを受け止める。

　最終回には，素直に甘えたり相談してくるだけでなく，自己主張もするようになったA君の変化を喜び，「Aとつい話しこんでしまい，Bがやきもちをやく」と笑う。母について「母なりに私を心配したり，Cと円満にやっていけるよう気を遣ってくれている」「適当な距離をおいて接することにした」と穏やかな表情を見せる。

　CさんはClの変化と成長に啓発されて，対人関係や性格に関する書物を読み漁っているという。

　最後に「自分を好きになる方向に歩み出していると思う。Aのことも自分の子として心からかわいいと感じるんです」と言葉を噛み締めるように

語る。

Ⅴ 考　察

1．虐待の背景

　虐待は単一要因によるものでなく，複数の要因が重なり，絡み合う中で発生する。本事例においても，父からの虐待，母の保護の欠如および価値観の押しつけと支配などの要因が基盤に存在しており，家庭外では孤立やいじめを体験しながら成育している。支配され排除される存在として生きることを余儀なくされた体験により，低い自己評価，自己不全感，自他への不信感など自己概念や対人感情の歪みが形成されたと考えられる。

　両親との支配─被支配関係の体験により，「完全に自分の味方」である存在を希求していたClは，まずCさんに，そしてA君にそれを求めた。Clにとって「完全な味方」とは「自分の思いどおりになる存在」との意味をもち，「思いどおりではない＝自分を裏切る＝自分の敵」という極端な図式である。家族関係において，過去の惨めな自分から脱却するには，相手を完全に支配するしかないという思いが，虐待環境で育つことの中心的問題の1つであると考えられる。

　紙数の都合でCさんとの関係性については割愛したが，結婚当初からの不和にはClのCさんに向ける非現実的な願望が影響していると思われる。

　A君の誕生によって，同じく長子であった自らの幼児体験の記憶が無意識の内に誘発され，思いどおりには育たないA君に「自分を裏切り，苦しめる子」として憎しみを募らせていった。思いどおりになってほしいとの切望がClをさまざまな相談機関に向かわせたが，その背後には，自らの苦悩を汲み取ってほしいという切実な思いが込められていた。

　一般に育児相談の場では，子どもを中心に据え，相談内容に応じた具体的指導・助言が与えられる。しかし，自己評価の低いClは指導を受ける度に「母親としての最低限のこともできないだめな人間」とみなされるよう

に感じて，罪悪感と同時にA君への怒りを高めていった。

Cさんからの非難や母からの叱責も虐待をエスカレートさせる要因となった。

こうした状況は，子ども時代の孤立無援状況の再現のようにも感じられたのではないかと思われる。

2．心理療法の過程
（1）Thとの信頼関係・安全性の確保

心理療法を安全な場とすること，信頼関係を築くことの重要性は多くの人が強調している。導入期に虐待に対するThの理解を伝えておくこと，親としてでなく個人としてのClに向き合う姿勢を貫くことが大切である。

安直な助言や指導をせずに，Clの言葉を傾聴することで，「ホッと安心できる」思いをClは表明する。しかし，これは心理療法が中断せずに続行できる程度のいわば"とりあえずの安心・信頼"に過ぎない。面接を重ねて関係性が深まるにつれて，両親との情緒的体験をThに投影し「率直に本心を見せれば否定され，見捨てられる」という転移感情がThに向けられる。Thへの不信の念や不安を直接言語化することを促し，その思いをThが正面から受けとめることで，陰性感情を向けても見捨てられないと実感できる。信頼関係とは，こうした過程を経てようやく成立し得るものであろう。このようなThとの体験は，内在化された親のイメージが現在の対人関係に及ぼす影響に気づいていく契機ともなった。

（2）虐待防止のための介入

虐待事例の心理療法では，虐待防止の目的で通常の枠組みを越えた積極的介入が必要な事態も生じる。

本事例では，虐待行為の誘因となりがちであった「萎縮モード」と食事の問題にThは介入している。

萎縮モードは，被虐待児に特有の行動特徴である常同姿勢であり，暴力や叱責・詰問に晒された子どもが長時間，無表情・無反応となる状態であ

る。

　子どもが泣いたり，謝ったりすれば親の怒りは収まりやすくなるが，無反応は親を追い詰め，怒りや苛立ちを増大させてしまう。虐待がエスカレートするのみでなく，子どもを庇う側であった片方の親までが子どもの反応に苛立ち，虐待に加担する結果を招くこともある。

　ClとCさんの気持ちを受けとめつつ萎縮モードの心理的メカニズムをともに見つめ，暴力や叱責が親子をさらに追い詰めていく悪循環の構図の明確化を試みた。次に，萎縮モード時には，A君への関与を中断してそっとしておくよう勧めた。当初は中断することの困難さを訴えていたが，中断によって萎縮モードが溶け，自分も楽になることを実際に体験した後は，悪循環からの脱却が可能となった。

　その後，萎縮モードと自らの「頭が真っ白状態」を重ね合わせ，A君の気持ちへの共感が深まっていった。

　食事の問題についても，食事量に過剰な関心を向け，残さず食べるよう強要するClの言動がA君には強い圧力となっていた。Thの介入は，Clの苦悩を深めないことを目的とするという脈絡で，〈思い切って食事量を半分に減らす〉提案をした。食事の時間や間食についてもClに負担とならないような工夫を提案した。このような介入は，Thとの間にある程度の信頼感が生じていること，Clの側に立った提案であり，実行可能な範囲であること，効果が期待できること，効果が得られなければ他の方法を考える用意があると伝えておくなど，慎重な配慮を伴って初めて有効であるように思われる。

　（3）心の回復・自分自身として生きること

　心理療法が安全な場であると実感できた段階で，Clは内面を，過去の辛い体験を，そして今もなお自らを支配し続ける親のイメージを直視し，語ることができるようになる。この過程を経て内在する親のメッセージから自分を解放し，自分自身として生きる方向の模索が始まる。親に全面的に依存し，無条件に愛される体験が，自他への基本的信頼感の獲得にあたっ

ての基盤となる。幼い頃より暴力と支配を受けて育つということは，密接な関係を支配―被支配関係として学習してしまう危険を孕む。

したがってThとの関係性において，支配でも被支配でもなく，心の深いレベルで交流が成立する体験が重要であると考える。同時に世間一般にはごく自然な営みと見做されがちな子育てに躓き，受診に至る母親の屈辱感や惨めな思いにも敏感でありたいと思う。

心理療法開始時より，Clの人生の肯定的側面（過去・現在の生活で力を発揮できたこと，楽しめた事柄）に積極的な関心を寄せた背景には，Clの全体像を理解したいとの思いもあったが，惨めさの払拭，深い無力感の解消，有力化の布石とする意図も含まれている。

心理療法の進展過程でClのペースを尊重し，自らを語る言葉を大切に繋ぎ合わせることでClの自己理解が深まる道のりに寄り添う姿勢も，Clが自らに内在している力を実感する上で必要であると思われる。

（4）子どもの心のケア

乳児期以降，A君が呈した食行動上の問題，言語発達の遅れ，多動，叱責時の無反応，虚言などはいずれも被虐待児の多くに認められる行動特徴である。

さらに，こうした行動特徴が虐待をエスカレートさせる要因として作用する。

したがってA君への継続的な心理療法が必要であると考えたが，わずか5カ月で中断となった。A君がスポーツクラブの活動で多忙となった時期に，児童相談所の担当者の転勤が重なったことが中断理由となったが，その背景にはA君の心の傷を自分たちの努力で癒していきたいというCl夫婦の強い要望があるように思われた。

家族の関係性の修復は直線的には進まず，その過程でA君の心情に思いを馳せる度にThとしては心理療法の中断を無念に感じた。幼稚園や学校の担任教師が，A君を温かく肯定的に受け止め，Clに対しても常に支持的な態度で接していたことが支えであったが，児童相談所がいつでも心理療

法を再開するという態勢を取り続けたことが，Cl夫婦のみでなくThをも支える構造としての意味をもっていたと思う。

　Cl夫婦が着実にA君の気持ちを汲み取る努力を重ねたこと，第4期に至ってClがA君に暴力や叱責はA君が悪いのではなく，Clの問題であるときちんと説明し謝罪したこと，そして何よりもClがA君をわが子と実感でき，自然な愛情を向けることができるようになったことが，A君の心の傷を直接的に癒し，回復を促す働きをしているといえよう。

VI　おわりに

　虐待する母親への3年5ヵ月に及ぶ心理療法の過程を報告した。Clとの話し合いで終結後も長期的にフォローさせていただくこととなり，時折近況報告の電話を受けている。

　現在のところ，Clは相変わらず多忙な日々ではあるが，子どもたちと過ごす生活を楽しんでいる。B君が小学校に入学する頃には再就職をしたいが，子どもと向き合う時間が少なくなってしまうのが寂しいというのが，最も最近のClの言葉である。

　筆者は虐待する親の心理療法に携わるにあたって，親を支え守ることが子どもを守ることに繋がると考えているが，本事例の経過を顧みて，その思いを強めている。

　稿を終えるにあたり，被虐待体験による心の傷を抱えて生きる苦しさと，子どもへの虐待に至る過程について，Clから多くのことを学ばせていただいたと改めて実感している。Clに心より謝意を表したい。

　ClとA君，そして筆者をも常に支え続けて下さった児童相談所の方々にもお礼を申し上げたいと思う。

　ありがとうございました。

コメント1　母親の心理療法過程

本間　博彰

　総合病院で，しかも児童虐待対応のシステムをもった病院の心理技術者による母親の治療の記録である。
　児童虐待に陥る母子が救われるための社会的ネットワークは，まずもって母子保健から始まる。しかも，必ずしも親による虐待が誰かに目撃されて対応が開始されるだけではなく，子どもの発達の遅れなどの問題から虐待が浮かび上がって介入がなされる場合も少なくない。子どものケアに関わる職種の人は子どもの発達の援助者であらねばならないことを常に心に留めておかなくてはならないのである。
　さて，育児期の母親は，子どもとの生活が始まると子どもとの日々のやりとりを通して母親の過去のメモリーを引き出されることが多くなろう。また，子どもに手をかけるという行為を通して自分自身のケアをしているような部分もあろう。子どものニーズに応えながら自分の幼児期のケアがどうであったかなど，自分の場合の対応のされ方と比べることもある。こうして子どもはますます母親の一部となったり，延長線上の存在となったりして，そのため母親の中には否定的な自分の幼児期や児童期と再び出会うこととなる者も出てくる。育児は，過去の自分に再会するような面をもちあわせており，育児不安や虐待はこうした自分の成長のためのワークがうまくいかないという意味でもある。よって治療はそのワークをどのように進めてゆくかを手助けする関わりでもある。
　このケースは，初診時にうつ状態の診断がなされ，筆者の心理療法を受けることになるが，この心理療法の経過はまさしく自分が傷つくことになった過去の出来事を辿ってゆくプロセスでもある。傷ついた自分に再会する

作業を，安全な関係を提供してくれる治療者によって支えられながら少しずつ進めてゆく。そして，この事例では自分が治療者に受け止められたという体験を得て，拒絶していた子どもをしだいに受け入れてゆく。

　乳幼児期の虐待の治療的介入では，母親の個人セッションだけでは問題の解決には至りにくい。母親が過去の自分のメモリーを明らかにしてゆくだけでなく，現在の自分の問題をどのように解決するかという現実の問題にも取り組む必要性が出てくる。その時，幼稚園や保育所はこのような親たちに大きな援助をなし得るのである。育児の負担の軽減以上に母親に他の母親たちとつながる機会を提供するのである。こうした場を得て，現実の自分のあり方を変える機会をもつことができるのである。この事例で母親は親との関係で苦しんできた過去の自分を治療者に語り，受けとめてもらう，その姿はさながら困っている子どもが責められることもなく親に受けとめられているような情景のごとくに想像される。自らが hold され，hold されることによって子どもに対する positive な感情が湧き出てきて，しだいに自分の現実の問題に関心が向きだすという治療の流れが示されている。

　児童虐待は家族形成期に多く発生する問題である。家族の機能が低下したとずいぶん以前からいわれてきた問題があるが，現在は親子関係のゆがみや親になる過程の困難を象徴する出来事として児童虐待がクローズアップされている。すると児童虐待に取り組む課題をもつ私たちは，生きものとしての家族がどのように発達してゆくのかについてもっと学ばなくてはならないのかもしれない。事例の全体を鳥瞰する目と，心理療法で扱うきわめて個人的なものごとを見つめる目の両方が必要になろう。

コメント2　母親の心理療法過程

岩田　泰子

　これは子どもを虐待する母親の心理療法過程であると同時に被虐待体験をもつ成人の心理治療であるといえよう。
　筆者が1人の人間として，この母親に向きあい，全身で受けとめていくことで，この人自身の内的な力が強くなり，心を開き，花をひらいて実を結んでいく過程が説得力をもって伝わってくる。十分な考察がなされているので，改めてのコメントは必要ないと思われるが，いくつかの強調したい点と感想を述べる。
　このケースの特徴の1つは，母親が，「相談する人」であったことである。長男が乳児の時から食事の問題で相談にいくが，聞いてはもらえても汲み取ってもらえない時期が続く。しかし彼女はあきらめない。このあたりで相談することをやめてしまい，1人で苦しみ続けて悲惨な結果にむすびつくケースも少なくない。育児相談の場で，あまり大変でないような内容を深刻に訴えてくる場合，また大変な内容を軽い調子で訴えてくる場合は注意を要する。その場合も聞きいる姿勢で向うことが真の問題を相談しやすくする。
　話を前にもどし，この母親が，思いきって，死にたいと心情を訴え，それを受けとめた保健婦が精神科につなぎ，そこで「泣いても謝っても許す気にならない」と虐待の苦しみを話すことができたのは，すばらしい流れであった。そこから心理診断を経て治療者との初回面接にのぞむことになるのだが，この初回面接で，治療者から，（1）虐待をどのように理解しているか，（2）子どもの母親としてでなく個人として向きあっていく，（3）治療者の言動で傷ついたり，不満や疑問が生じたら率直に話してほ

しいという3点について伝えられる。これは大変意義が大きく，治療の始まりといえども核心の部分を提示していて，この治療の将来は明るいと思えてくる。いつもこのようなステップを踏んで治療が開始されると理想的であるが，実際は混乱の中で会うということが少なくない。

このケースの場合，精神科受診直後のカンファレンスや児童相談所との連携など，日頃のネットワークに支えられた，治療構造のしっかりした中でできたことと考えられる。

治療は2回目から3回目そして4回目とどんどん深くすすんでいく。クライエントは自らの被虐待体験を感情を伴えず語った。しかしそれを聴いた治療者の心の痛みやおもいやりを彼女は治療者の全身から受け取ったのではないだろうか。治療はこの後も支配・被支配の関係に留意しながら，クライエントのペースを尊重して行われる。クライエントが夫や母親を治療場面に登場させた時も混乱を招かずに，効果的に対応していく。そして虐待された人の抑圧された怒り，非現実的な願望，人への不信感に共に取り組み，自分のよい面に気づけるように援助した結果，クライエントは十分にその実力を発揮できるまでになる。

このクライエントは相談する力とともに，A君をまかせられる人間関係をもてるまでになるが，そのあたりは，辛かった子ども時代に家族以外の人（たとえば教師など）とのよい関係があったのではないかと想像され，虐待された子どもに対する周囲の援助についても考えさせられ，学ばされるケースであった。

また別に面接が第4期半ばまで次男のB君と同席で行われたということが私にとって1つの驚きであり，治療中のB君の様子を，あれこれと想像させられた。被虐待児の同胞への精神的影響については今後の課題になると考えられる。

6

性的虐待の臨床
精神科クリニックでの治療と援助の実際

益本　佳枝

I　はじめに

　当クリニックは政令都市のオフィス街のビルの中にある。そして医師は女性である。そのためかOLや主婦の受診が多い。患者数の約8割が女性であり，特に20代から30代の女性が多い。平成7年7月開院以降4年間の女性新患患者1,502人のうち，性的虐待が明らかになった患者数は34人（2.3%）にのぼる。この34人には成人になってからのレイプは含まれていない。

　当クリニックは「性的な問題を扱う」という主旨の広報や宣伝はしていない。そのため筆者にとってもこの性的虐待の比率は，予想以上に多いことに驚かされた。

II　全症例の概要

　Finkelhor & Korbin（1988）の性的虐待の定義は，「性的に未熟な子どもと成人の間のすべての性的接触，子どもを参加させるための暴力，脅し，嘘などを使っての性的接触（性交の他に性器の露出や愛撫も含める）」で

ある。筆者もこの定義に従った。ただし，虐待者が実兄や従兄弟の場合，未成年であっても性的には成人と同様と見なされる場合には性的虐待として実数にあげた。

全患者数34人中，紹介例患者数は29人（85％）だった。紹介元は，児童相談所，保健所，精神科クリニックなどである。そのうち，初診時，性的虐待が判明していたのは9人（31％）だった。他の20人（69％）は不眠，動悸，不安などの精神症状や身体症状の理由で紹介されていた。性的虐待が判明していた症例では，初診時に性的虐待の話題が言語化された。紹介なしで来院した症例の場合は，初診時に性的虐待の話題が出るのは稀で，1～2カ月内の受診後か，6カ月以上たってからのことが多い。

ここでは街中のビルクリニックにおいて医師1人で性的虐待に対応する場合の臨床上の工夫について述べる。

症例としてあげるのは患者のプライバシー保護のために，中核となる部分は理解してもらえるように気をつけながら，変更を加えている。筆者の経験からいくつかの症例を組み合わせて，「想定モデル症例」4例を作ったので，その4例について提示する。

Ⅲ 症　例

1．症例1　13歳女性　A子

主　訴：勉強ができるようになりたい。

生活歴，病歴：両親，兄との4人で生活。父は会社経営をしており資産家である。母は主婦で，職についた経験はない。

A子は精神や運動発達に問題はなく，元来おとなしい子どもだった。A子が生まれる前，母は夫の暴力のため離婚を希望し家庭裁判所へ行ったが説得されて離婚をあきらめた。A子が小6の頃，4歳上の兄の家庭内暴力が激しくなり，母とA子が暴力の対象となりA子は不登校傾向になった。またこの頃からA子は抑うつ的となった。中学校入学後もほとんど登校せ

ず，ベッドの中で1日中過ごしたり，自殺したいと言うようになったため，児童相談所，精神科クリニックを経て，精神科病院に入院した。その病院からうつ病疑いとして，筆者が以前勤務していた精神科病院の思春期病棟に入院して，筆者が主治医となった。

　その後の経過：穏やかだが，同年齢の女の子に触りたがったり，他人の前でパッと自分のシャツをめくったり，胸を持ち上げたりなどの行為が目立った。また洗面，歯磨き，入浴を嫌がることが見られた。入院4カ月後頃，「お風呂や歯磨きをする水が嫌いなのは，前にお風呂を覗かれたことがあるから。それをこの前に散歩していた時，なんで水が恐いのかなあと考えていたら思い出した」と言いだした。そのことをきっかけに実父から幼児期から性的虐待を受けていたことを話し始めた。それをA子は母にも話した。そのことを聞いた母は離婚を決意し実行した。A子は寂しげな表情をみせるようになり，次のようなことを筆者に言った。

　「私が本当のことを言ったらお父さんとお母さんが仲良くなって家の中もうまくいくと思ったのに。お父さんとお母さんが離婚するのがショック。親が離婚したら自分が安っぽくなるような気がする。お父さんもかわいそう。お父さんと離れていないといけないのなら，お父さんを異常と思わないといけないということでしょう。私はお父さんをいい人だと思っているのに。お父さんからわいせつなことをされても，お父さんがすることだから嫌と言えなかった。お母さんに言っても，子どもへの愛情表現だから我慢しなさいと言われていた。ちゃんと拒否できなかった私にも責任があるかなと思う。お父さんも好き。お父さんは私の気持ちをわかってくれると思う。お母さんは私の気持ちをわかってくれない。男の人が恐いのはお父さんにいろいろされたからかなあと思う。いろいろされるのは嫌だったけど，しだいに慣れていくところがあった。お母さんはそんなお父さんと私の関係はおかしいと言う。今まで自分の思ったことを正しいと思って信じていたのにおかしいと断言されると，どうしていいかわからない。だからお母さんを嫌いになったのかなと思う」。

退院後，母に対して拗ねるような行動や自殺をほのめかすような行動がみられた。その度に筆者はA子が何を母にしてほしいのか聞き，母がどう対応すればいいのかを細かく面接場面で示した。数回精神科思春期病棟への短期間の再入院をしたが，現在は母子家庭として安定した生活を送っている。

2．症例2　33歳女性　B子

初診時主訴：時々憂うつになる。息切れ，動悸がする。

生活歴：中3時，両親が離婚した。その後，B子は父と2人で暮らし，父は高3時死亡した。高卒後一般事務員として数年働いた後，23歳で大手企業の会社員と結婚し，数年おきに夫の転勤のため転居した。初診時小5の長女と2歳の長男がいた。長男が生まれてからは遠方にいる姑が頻回に家に出入りするようになり，B子の長男を跡取りとして異様に大事にし，甘やかすようになった。そのため不安，いらいら，不眠が続くようになり，内科でもらった睡眠導入剤をまとめて服用したため，紹介されて総合病院精神科に6カ月通院した。その後夫の転勤のため当市に転居し，当院を紹介状を持って受診した。

その後の経過：B子は素直そうな華奢な印象の人である。パニック障害（不安，抑うつ状態）の診断で前医からの処方を引き継ぎ抗うつ剤，抗不安剤を処方した。通常のパニック障害の患者は「いつ治るだろうか」とか「だいぶよくなってきた」とかを自ら話題にすることが多いが，B子は自分の症状の進展にはあまり関心がないように見えた。B子は，時々胃痛や腰痛が出現し，パニック発作は軽減せず，種々の身体症状が続いた。家庭の事情については，患者自ら話そうとせず，クリニックに来るのは薬をもらえばそれでいいという，少し主治医と心理的距離感のある雰囲気だった。

初診時から1年近くたった頃，子どもの進学先をめぐって姑が頻繁に口出しすることが原因で，初めて夫と喧嘩し，子どもにも怒鳴り散らした。B子は自分の夫婦喧嘩と子どもへの八つ当たりを，まるで実母のようだっ

たと強く後悔し，その直後に抗不安剤をまとめて大量服用した。B子は大量服薬した理由は，ぐっすり眠りたかったからと述べたが，筆者は自殺企図と判断した。大量服薬のあった翌日の受診時に，主治医への今までの対応が変わり，初めて小5時から中3時まで実父から性的虐待を受けていたことを語った。筆者は主治医になって1年後，初めて生育歴を詳しく知ることができた。父はアルコール症で家族への暴力があった。両親の仲は悪かった。実母は厳しく，B子はいつも叩かれたり怒鳴られたりしていたので，父の性的な行為を母に言えなかった。その頃こっそり飼って可愛がっていた猫が，自分の気持ちを受けとめてくれる唯一の相手だったが，その猫もある日鳴き声がうるさいと母が捨ててしまっていた。中3時，自分から父の性的行為を拒否でき，その後性的虐待は止んだ。父はB子が中3時離婚後，アルコール症の入退院を繰り返した後，B子が高3時死亡した。

　またこれまで他人が不機嫌になるのがいやで，誰に対しても自分の気持ちを表現できなかったことも語られた。主治医に打ち明けたその日に，夫にも自分の性的虐待のことを話すことができた。

　その後の面接の度にB子は子ども時代の事を少しずつ語っていった。その内容は以下のようなことである。B子の長女が小5になり自分の体験が急によみがえった。子どもの頃親の前で泣いたことがなかった。泣く時はいつもトイレで泣いていた。将来いつかいいことがあると自分に言い聞かせていた。可愛がっていた猫がいなくなった時にはどうしていいかわからない程混乱したことなどである。

　結婚後のことは以下のようである。何とか穏やかな家庭を作りたいと薄氷を踏む思いでいた。そのため夫や姑に自分の意見や不満が言えなかった。結婚後夫と喧嘩したことはなかった，なども語られた。それにつれて面接場面では，息苦しさは感じないが，日常生活場面で息苦しく感じること（過呼吸発作疑い）が多くなった。

　夫と些細なことで喧嘩した後，夫自らが「また妻が薬をたくさんのむのではないか」と心配してクリニックに同伴して来た。夫と共に診察した際，

「どうせ他人にはわかってもらえない」とB子はこれまでになくすねたように語った。「夫が信用できない」、また、「下の子どもが成人したら離婚したい」、とも言った。夫には離婚の意志はなく、これまで素直だった妻にどう対応していいのかわからない様子だった。ちょうどその4日後に性的虐待にあった女性のみのミーティングがあるため、夫に仕事を休んで子どもをみてもらい、B子だけがミーティングに参加した。次回の診察時にはミーティングに行ってよかったと明るい表情だった。B子がミーティングに参加したのはその時の1回だけだった。しかし、そこに行ったことで性的虐待にあっていたのは自分ひとりではないことを実感したと語った。そのミーティングに参加後、安定剤の服薬はしだいに減っていった後中止できた。パニック発作や種々の身体症状は消失した。夫からみると妻がわがままになったように見えるらしいが、B子の言うことや愚痴をよく聞いてくれる。B子はどうして姑の言うことをあんなに気にしていたのだろうと言うようになり、自分でやっていけそうだということで治療は終了した。

3. 症例3　27歳　女性　C子

初診時主訴：いらいらする。同じ事を何回もしてしまう。時々酒を飲み過ぎる。

生活歴：3人同胞の第2子。兄と弟がいる。6歳時実母が死亡。翌年父が再婚した。父は会社経営をしており代々続く地方の名士で社会的地位が高かった。大学卒業後数年間会社員として勤務した。その後結婚し主婦をしている。結婚1年後に長女を出産した。出産後は実家の援助なしで育児をしていたが、しだいに自分が汚れているのが気になるようになり手を洗ったり、歯磨きをしたりする時に決まった回数をしないと気になりそれを何度も繰り返したり、戸締まりを繰り返し確かめるようになった。さらに夫にも確認してもらわないといけなくなったため、当院を受診した。強迫症状の他に、夫の出張時に酒を飲み過ぎることも、C子は少し困っていた。

その後の経過：C子は控え目でゆったりと話をする人である。強迫症状

にはクロミプラミンの処方と，強迫行動をしないという行動処方（曝露反応妨害法）で改善した。3回目の受診時には，父や兄によく叩かれていたこと，半年前から夫に身体を触れられるのもいやな感じがしていることを語った。その時，ＳＣＴ（文章完成法テスト）を渡して次回診察時までに書いてきてもらうように依頼した。4回目の受診時に，ＳＣＴを記入していて，以下のことを思い出したと話した。中学時代の3年間に父に胸や性器を触られていた。それを継母に告げても父親の言うとおりにするようにと言われていた。思い出した内容を，夫にも話すことができ落ち着いたことを語った。夫は穏やかな人のようだった。その後の面接で，確認行為やいらいらが，実兄が家に来たり，父から電話がかかってきたりすると増え，またその時は不眠がちになることなどが話された。またそのことを夫にも話せるようになった。その後は服薬はしなくてもよくなり，強迫症状は消失した。1人で飲酒することもなくなった。約1年間の通院後に治療終結した。現在，治療終了後2年経過しているが，元気で過ごしている。

4．症例4　36歳　女性　D子

初診時主訴：ストレスでいつもいらいらする。

生活歴：3人同胞の第1子として生育。父はアルコール依存症で暴力があった。短大卒後事務職を数年した後，26歳時結婚した。夫と，10歳と3歳の男児との4人で生活している。夫にはギャンブル依存がある。D子は10年前に離婚したくて家庭裁判所に離婚相談に行ったが，調停委員に離婚を引き留められ，離婚できなかった。夫との喧嘩がたえない。5年前精神科クリニックに数年間通院し，精神薬物の大量服薬による自殺企図が数回あり，そのために精神科病院に入院歴がある。

その後の経過：D子はせかされるように話をする人である。以前使っていた薬は効かないと言い，また，筆者は安定剤の大量服薬（自殺企図）を避けるため，少量の漢方薬を処方した。3回目の受診時，性的な問題があるので話したいと自ら言い出した。その内容は小学生の頃同居していた叔

父から性的ないたずらをされたこと，母にそのことを言っても誰にも言うなと言われただけだったことなどである。夫との性的な問題もあると言い，今も離婚したいと考えているとも言った。その後夫との不和について繰り返し語り，夫の暴力のために顔にあざを作ってきたこともあった。D子自身離婚したいという気持ちが強くなり，母子寮の入寮の面接の手続きを自らがとったが，面接当日になってキャンセルした。子どもを連れて心中したいと言うため，緊急避難のため1週間内科に入院させたこともあった。筆者に相談なく突然離婚した。その後，別れた夫と会って喧嘩した直後，以前通院していた時に密かに貯めていた安定剤を大量に服薬し自殺既遂となった。

IV まとめ

（1）性的被虐待の起こる年齢

筆者の症例では，12歳以下が23例（68％）を占める（年齢不詳例は除く）。これは，最初の虐待は8歳から12歳のあいだに起こりやすいというBentovin et al., 1987, Reserch Team, 1990, Monck et al., 1993の報告や，6〜7歳の女子に最初のリスクが起こり，10歳で急に増加するというFinkelhor et al., 1986の報告と一致する。

（2）誰が虐待者か

筆者の症例では実父が7例（21％），継父が6例（18％），実兄が5例（15％），継祖父や母の同居人が3例（9％）であり，家庭内で起こっている率は，21例（62％）だった。おじや下宿人，父の友人など見知った大人からの性的虐待の症例も加えると，家庭内で起こる率は，29例（85％）となる。さらに家庭内で起こった例と，見知った人からの性的虐待例の率は94％になる。見知らぬ人からの性的虐待の率は2例（1例は重複被害）（6％）だった。欧米の文献では，家庭内または，見知った人からの性的虐待は75％から85％，見知らぬ人からは5％といわれている。欧米の報告

でも，家庭内で起こる性的虐待は，実父からが最も多く，次に継父といわれている。

（3）被虐待者の性別

筆者の症例では全例女性だった。紹介時に性的虐待があったことはわかっていたが，性的虐待は全く話題にならなかった男性症例は除いている。欧米と同様，女性の方が被虐待者となりやすいと考えられる。

（4）身体虐待の有無

身体虐待が見られた例は12例（35％）だった英米の報告では，性的虐待の子どもの15〜25％に身体虐待が見られるといわれている。身体虐待だけでなく，心理的な強圧や脅しが性的虐待を生みやすいともいわれている。

（5）他同胞への性的虐待の有無

不明の例もあるが，6例（18％）に，他の同胞にも同一人物からの性的虐待がみられた。同じ家庭内に繰り返し起こり得ることを，相談機関関係者が知っておくことは，性的虐待の予防のために重要である。

（6）母の性的虐待の有無

これも不明の例がほとんどであった。母親に確認できた5例中2例に，母にも過去の性的虐待の体験があった。

（7）自殺企図の率

自殺企図のほとんどは大量服薬だった。34例中10例（29％）に自殺企図がみられた（当院受診前も含む）。自殺企図の全例が，見知った人が虐待者である。自殺企図が頻回に見られる例が多いのも目立った。

V 考　察

次に，性的虐待に対応する場合の筆者の経験からの留意点，工夫について述べる。

1．いつ語ってもらうか，どのように聞くか

性的虐待の治療依頼で紹介されて来院する場合には，初診時から性的虐待のことを話題にできる。

筆者の経験から，患者自身がこの治療者ならば打ち明けても大丈夫だと密かに決める安心感があることが重要であると考えている。

繰り返しになるが，打ち明けるのは患者の方が決めるのであり，治療者は打ち明けられやすい安心感と信頼感を得られるようにすることが要点と考えている。数回通院しているうちに話しても大丈夫そうだという印象をもたれて，初めて思い切ったように話し出される場合が多い。その時にはまず何よりも穏やかにていねいに聞くことが重要である。彼女たちは誰にも言えないと，それまで重い荷物を背負ってきている。あるいは，やっとの思いで母親に助けを求めたのに嘘をついていると言われたり，自分も同じ目にあったんだから，誰にも言うなと言われたりしてきている。そういう思いをしてきている患者が，ここなら安全そうだと判断して話し始めた場合，まずその気持ちを十分に受けとめることが何よりも重要であると考えている。

性的虐待にあった人は自分の感覚や判断を信じないという方法でこれまで生き延びてきたことが多いため，自分の感覚や判断に自信がもてない人が多いといわれている。筆者もそう考え，以下のような考えに基づいて治療を進めている。

患者にとっては，自分が重要なことを他人に話してもいいと思うその判断自体も信用できないものとなっている。自分の感覚や判断を信用できるという体験を積み重ねていく工夫をしていくことが治療の指針となる。これは患者がためらっている時には無理に聞き出さないという態度にもつながる。治療者側がこれまでの経験から，患者の生活歴を知ることができ，性的虐待がかなりの確かさで疑われる場合であっても，患者がそのことについて話そうという気持ちになっていない時に，無理に聞き出すような面接はしないことを筆者は強調したい。

面接場面で子ども時代のことを何度も繰り返し聞かれ，そのために性的

虐待のことを突然思いだし，混乱状態となって受診した患者（E子）を経験したことがある。それを語る時期でないのに語らされてしまうことは，その患者にとって強い侵襲体験となることは周知の事実である。面接場面では，治療者の個人的関心（研究心，好奇心）で面接をすすめることは慎まなければならない。この患者の治療では，その患者がその時必要だったのは現実的な場面での対人関係がうまくなっていくということであったので，筆者は性的虐待についてふれないままその後の治療を進めて改善した。

　また，患者が性的虐待という話を出しただけで，治療者の側に不安や恐怖が生じるために，すぐに他の治療者に紹介されてしまうことも，患者にとっては見捨てられたり，裏切られた思いがすることにもなりうる。性的虐待を扱うことが自分の手に負えないと治療者が考えるのであれば，そのことを患者に正直に告げた上で，他の信頼できる治療者を紹介したり，自助グループを紹介したりするという，患者の気持ちに応えるていねいな対応をすることが，患者自身が他人に大切にされたという感覚にもつながると考えている。

2．患者の孤立感を減らすようないくつかの援助の工夫

　次に，患者は孤立していないことを伝えることも必要な手立てである。筆者は，患者に性的虐待が決して珍しい出来事ではないこと，あらゆる社会階層に起こり得ること，児童虐待の1つであり，患者はその被害者であること，自分自身を責める必要はないこと，をできるだけていねいに，穏やかに説明するように心がけている。日本でも性的虐待は身近に起こっていることを知らせることで，患者は少しほっとした表情を見せることが多い。患者が自分1人だけではなかったと思えるようになれる情報を，静かに伝えることが大切であると考える。もちろん，いうまでもなく治療者の説明の仕方が事務的であったり，軽くあしらう態度であったり，逃げ腰であったりしてはならない。説明の仕方を慎重にしないと患者をひどく傷つけてしまうことになる恐れがある。治療者の態度によっては母に打ち明け

た時に大したことではないと言われたのと同じ感触をもってしまい，さらに傷つく可能性もある。

さらに，性的虐待の自助グループや本の紹介をする時も慎重さを必要とする。他の医療機関や情報を紹介する時は，まず患者が治療者に安心し信用して話しあえる関係を作った後の方が望ましい。患者自身が必要としている時期に沿って情報や援助を提供することが重要なことである。患者自身がまだ治療者との1対1の関係を求めている時期に，自助グループに行くことを勧められるのは，患者にとってはひそかに不本意なことである。多くの場合，患者自身は拒否できない。そういう場合に子ども時代からのパターンで，権威のある人のいうとおりに従ってしまうことになりやすい。そうすると治療者が患者に自信をもたせたいという治療的意図と異なる結果をもたらす恐れがある。症例2のB子ではグループの存在は性的虐待がわかった時点で数回面接をした後，もし行ってもいいと思うならこういう所もあるという形で伝えた。しかし，その時点ではB子は関心を示さなかった。個人治療で子ども時代のいろいろな思いが語られるにつれ，治療者に対して依存的になり，夫に対しても不満を口にすることが多くなっていった。依存的になる反面，自分のことなどどうせわかってくれないだろうという反発する気持ちも強くなり，夫に対しても離婚したいと言うようになった。この時点で治療者は強くグループへの参加を勧めた。1回だけの参加であったが性的虐待は自分1人ではないという実感が得られた。

筆者が，性的虐待の自助グループの存在をまだ知らなかった頃には，治療者に依存的になりながらも反発するという状況では，患者はアルコールを過飲したり，大量服薬したりということがみられていた。自助グループを紹介する時機は重要である。

3．同居人との関係を援助する

ここで同居人とは，配偶者や内縁関係の夫，同性や異性の恋人など性的関係をもつ対象を指す（以下，同居人と略す）。子どもの頃性的虐待にあっ

た女性は，そのため男性との交際が不安定になったり，暴力を振るう男性を選択しやすいと言われているが，一方では穏やかな男性と生活している女性もいる。しかし彼女たちは自分が性的虐待を受けていたことを負い目に感じ，同居人に過去の性的虐待の事実を伝えてもいいものかどうか悩むことが多い。筆者は，同居人に言う方がよいのか，言わない方がよいのかを決めるために，治療者と患者と共同で次のような事項を順次検討していくことにしている。現在同居人との関係が良好であればその関係を維持するにはどうしたらよいか。同居人に話せる余裕が患者にあるかどうか。また話すとしたら見捨てられるのではないか，これからの生活がうまくいかなくなるのではないかなどの不安な事態が起こると予想されるかを，患者と共に話し合うようにしている。これは常に同居人に話をした方がいいと勧めるというわけではない。同居人に秘密を打ち明けるかどうかは患者自身が決めることである。そのことが自分自身の感覚を信じ，その感覚に従ってした自分の行動に責任をもつという1つの練習になる。症例2，3とも，夫に自分の体験を話すことができている。筆者は，穏やかな配偶者を選択できるのも患者の能力や魅力によるところが大きいと考えている。しかし，治療者に初めて性的虐待の話を打ち明けたことが，配偶者にも話して大丈夫なのだという感覚を得られることになるのだと考える。配偶者でない，同居人に話せるようになって回復した患者もいた。娘も母も同じように子ども時代に同じ男性から性的虐待を受けていた母親（F子）が，自分が話を治療者に打ち明けることができたことで，初めて娘（G子）に対しても，母親として娘の性的虐待を癒す手助けをしたいと言い始めた患者もいた。

　同居人にどのように話すかということも慎重に考えなければならない。筆者には苛酷な虐待の生活史があった患者が，ようやく安定した結婚生活を送り始めた頃に性的虐待のことを思い出し，不安焦燥感を訴え当院に紹介されてきた患者（H子）の経験がある。治療に通ううちに，患者は少しずつさまざまな経験を話し始めるようになった。患者自身の考えで，患者は夫に被虐待の話をした。夫にも来院してもらい，患者の状態（夫の出張

中にひどく不安になることや，最近は性交も暴力の記憶が呼び起こされるため避けたいことなど）について説明し，夫も協力的だった。しかし，この症例は，約2年後急に夫から離婚の話をもち出された。この症例の夫は，アルコール依存症で暴力を振るう父がいる家庭に育った。夫自身には依存症や暴力ははなかった。H子の話によれば，妻の被虐待の話を聞いたことが夫自身の被虐待の記憶を呼び起こすことになったようであった。同居人との関係が悪化しないようにするための細心の注意が必要である。

　虐待の話を聞くということは，夫であれ，治療者であれ，聞いている側も傷つく体験になりうるということである。筆者は性的虐待の話を聞くと，全身の筋肉がこわばり心身共にひどく疲れる。この疲れをとるためには，同僚に話を聞いてもらったり，相談にのってもらったりしている。このことは犯罪被害者の心理相談にのっている人たちの経験と同様である。

　症例4（D子）のように同居人との関係がひどく悪い場合，治療者に患者が性的虐待の話をしただけでは，現在の困難な状況は何も変わらないということもある。何とか，今すこしでも同居人との関係を改善しようと治療者が助言してもうまく手助けできなく，結果として自殺既遂となり，治療者も無力感を体験させられることも珍しくない。症例4（D子）の場合，現在になって筆者が考えるのは以下のことである。患者から離婚したいと言い出してはいたが，これまでの経過から，患者の真意は離婚することではなく，夫への未練があるがその未練を表現できないでいると，治療者が判断して対応した方がよかったのではないかと思う。

　現実には，患者の表面的な要求に一方では沿いながら，躊躇している気持ちも他方では汲んでいくような対応は治療者にとって難しい。しかし，患者の心の中にある葛藤を十分に想定しながら，一瞬一瞬の面接を組み立てていくようにしていくのが臨床場面の要点である。

4．児童思春期の女子で性的虐待を受けている症例は周囲に気づかれにくい

症例1（A子）では，紹介された前医がすでに家庭内に性的話題が充満していることを気づいていた。しかし，A子が性的虐待のことをやっと言えるようになったのは医療機関受診後1年，入院後3カ月たってからであった。保護的な環境におかれて初めて言ってもいいと思えるようになるのだろう。同様に腰痛，腹痛を訴えて受診した外科の医師から妊娠の可能性を聞かれて，初めて兄からの性的虐待を受けていたことを話せた15歳の女子の症例（I子）があった。性的虐待症例では，性的虐待としては表面化することは非常に少なく，他の行動異常，たとえば，家出，非行，摂食障害などを主訴として医療機関や福祉関係機関に関わることが多い。生活歴，病歴の中で身体虐待の経歴やその可能性がある時には，性的虐待の可能性も視野に入れておく必要がある。特に日常的に暴力が見られる家庭では女児が性的虐待の被害者となっている確率は高いと言われている。

5．子どもは性的虐待を受けている事実を言っても助けてもらえないと思っていることがある

症例1（A子）で述べたようにA子は母に父からの性的虐待のことを訴えていたが，母はそれに父の愛情表現だと答えていた。母自身はA子からそういう話を聞いた覚えがないと言い，自分の言ったことも覚えていなかった。この母の言動は，父の性的虐待の否認と考えられる。症例1では日常的に父から母への暴力があり，母自身も誰にも助けを求められない状況があった。

患者が幼ければ，性的虐待をどういうことが行われているのかはっきり理解できず，ただ漠然と不安を感じていることが多い。ほとんどの症例で，子どもが何かおかしいなと思い，何とかしようと思って相談するのは身近な女性である母である。しかし，母や身近な人に話してもそれを信用してもらえないと絶望感が強くなり，非現実的な行動，衝動的行為，非行などになってしまう。大切なことは，成人の性的虐待の場合と同じように，まず子どもの言うことをしっかりと受けとめること，つまり嘘をついている

とか，大げさとか，考えすぎとか，の対応をしないことであると筆者は考えている。

症例1（A子）では入院していたので，入院という事態が実父との隔離を初めて可能にした。しかし，外来通院や外来での相談機関の場合，家庭内の虐待者と離すことが難しい例が多い。多くの場合，子どもへの性的虐待が明らかになっても，家庭内で恒常的に父から母への暴力がある。母は父の暴力を恐れており，父の暴力をさらに受ける覚悟の上で，父の子どもへの性的行為を止めるという，結果的にわが子を守るという行動をできないことが多いからである。筆者の症例でも児童相談所へ子どもの一時保護をしても子どもが規則を嫌がるという理由で母が子どもを連れて帰った例（I子）もあった。経済的に余裕のある家庭であれば，母と子どもが別の生活を始めることができるが，元の家庭に戻らざるを得ない場合も多い。このような，性的虐待が家庭内に生じていることに気づいている母親の場合においても，母親がこれまでとは違った形で子どもを守れるような工夫をする必要がある。自分の決めたとおりにしないとひどく怒る父が，母の夜間勤務の日に子どもに性的行為をするという例では，母に夜勤をやめてもらうことで，父の行為を防げた症例（J子）もあった。母ができることを探し，それを支援することも必要なことである。

6. 周囲が戸惑うような子どもの行動への対応

児童相談所や施設で子どもを一時的に保護した後，性的虐待を受けている子どもは，他人への身体接触が多かったり，媚びるような行動を見せることがある。大人が，性的虐待の被害児の方から周囲の子どもや大人を，自分から性的に誘惑しているのではないかと考えられる行動をしているのに気づき，戸惑ってしまうことがある。症例1（A子）でも先に述べたように，患者は大人びた知的な少女だったが，入院当初は同年代の特定の女の子の身体を触りたがったり，自分やその女の子の身体上の特徴（どちらが胸が大きいか，グラマーに見えるかなど）をしつこく言ったりなどが多

く，また身体の線（胸や臀部や脚）をはっきりさせるような衣服を着たがった。同様のことは，児童相談所の性的被虐待児の一時保護の症例でも気づかれている。これは子どもが自分でも意識しないうちに身に付けた年齢以上の女性性の誇示と考えられる。周囲の大人が，その度に年齢に相応した適切な行動のしかたをその場で示すことを繰り返すことが必要である。子どもは自分の言動が性的な意味合いをもっているとはわかっていない場合が多い。そのような，意図的ではないけれども，相手から見ると性的に誘惑を受けたと誤解されても仕方のない行動をしており，性的被害を再度にわたり，自ら招きやすくなっている。自分自身を守るための適切な具体的言動をその場で伝える必要がある。たとえば，ソファに座って話をする時，隣にいる男性に自分の手足や躯幹を接触させて話をしない，胸や脚などが大胆に見える服装をしないなどである。そのような助言をする際にも，このような助言は子どもを責めているのでは決してなく，自分を守るために必要であることを，おだやかに伝えることが大切である。

7．子どもは抑うつ感，自己卑下感をもち，自分にも責任があると考えている

　症例1で特徴的に見られたが，子どもは自分自身にも性的虐待の責任があるのではないかと考えていることがある。自分を責めたり，自分に価値がないように思ってしまったり，他の子どもとは違ってしまったのではないかという不安感，孤立感，自分が他の子どもと違って汚れてしまったのではないかという自己卑下感をもっていることが多い。その一つひとつに対し，子どもには責任がないこと，大人に責任のある犯罪であること，自分自身を卑下する必要はないこと，を繰り返し十分時間をかけて説明することが重要である。

　特に，実父からの性的虐待の場合には，継父などによる性的虐待とは異なる配慮が必要であることを述べておきたい。症例1にもあるように実父からの性的虐待の場合，虐待者として父を全面的に断罪することは，その

子自身の一部をも否定してしまう危険性があることに十分留意することが大切である。

　症例1で見られたように虐待者が共に生活している人だったり，見知った人であったりした場合，子ども自身は上記のような抑うつ感や孤立感，恐怖感と同時に，父（継父）として慕わしく思う気持ちももっていると考えられる。治療者は，そういう矛盾した気持ちが存在し，そのために被害児・者の揺れる感情があることを熟知しておくことが大切である。相談を受けた人が虐待者に対する怒りの気持ちを抑えきれず，一方的に虐待者を非難することを続けると，子どもは自分の微妙な気持ちを表現できなくなってしまう。このことは，性的虐待の患者の治療の際に，もっとも大切な患者への説明，すなわち，あなた自身の感覚や判断に自信をもって，その感覚や判断に従って行動していいですということと，矛盾することになりかねない。もちろんこういうことは子ども自身には責任のないことだと十分子どもがわかってからの配慮である。自分自身を責めている子どもに対しては繰り返し責める必要のないことを根気よく静かに告げなければならない。

8．虚言と考えられるときの対応

　子どもの訴える「性的虐待」を聴取した相談機関や医療機関の面接者から，子どもの言ったことは「嘘」ではないかと思われるという感想を抱かざるを得なかったが，どう判断しますかという相談を，筆者は何度か受けたことがある。その相談を詳しく聞いてみると，相談機関の幹部職員が事態の深刻さを受けとめられないため，虚言の疑いをもったというものだった。性的虐待はあらゆる社会階層に起こり得るものだという認識は，まだ相談機関にも十分知られていない。まず性的虐待の多さを十分に広く知ってもらう必要があると筆者は現時点では考えている。

　筆者が経験した症例のうち，性的虐待の内容が虚言なのではないかと疑われた例は1例（K子）だけだった。その症例は中3時に，顔見知りの成

人男性からレイプされ，そのことを数年にわたって脅され，そのために不眠や動悸があるという症例であった。パニック障害や転換性障害などもなく事件のひどさに比べて症状が少なすぎること，高校受験前に上記のことが起こっているにしては，学校での支障もなく中学・高校を卒業できていることなど，筆者の腑に落ちない点が多かった。K子は，これまで通院していた医療機関では，性的虐待の話が通じなかったと訴えた。筆者はまず本人の話を事実と受けとめ，不眠や動悸に対して薬物療法を行うことから治療を始めた。その後に，母が来院した。母親の話は次に述べるような内容であった。母親は，K子の話を高校時代に聞いた時警察に届けようとしたが彼女が拒否したこと，K子の話は辻褄があわないことが多いこと，また脅迫の手紙も本人が書いた筆跡だったこと，エリートと呼ばれる一族の中でK子には手を焼いていることなどを話した。母親は几帳面で有能な人のようで，不器用なK子に対して拒否的な感情を強くもっていることが，うかがわれた。この症例では何らかの性的な関わりのある出来事があったのだろう。しかし，主な問題となるのは，むしろ母との関係のうまくいかなさにあると考えられた。嘘をついたり，大げさに母に伝えることで，母の注意を引きたかったのではないかとも考えられた症例であった。

　筆者はこれまでの経験から，性的虐待の訴えが虚言と判断される例は非常に少ないと思っている。しかし，虚言を疑われた症例では，子どもが嘘をつかざるを得ない状況にあり，その困った状況を助けることが治療者の仕事だと考えると，その子どもへの対処の仕方も自ずから工夫できる。つまり，性的な虚言をつくことは他人に助けを求めているサインの1つであると考えることが必要である。そう考えれば，他の虚言（万引き，家出など）と同じように，その内容ではなく，困り果てたサインとして判断できれば，必要な援助が考えられるのである。

参考文献

（1）池田由子（1989）児童虐待の病理と治療（総論）精神科治療学　4(5)，pp.

559-568
（2）大隈絋子ら（1997）児童虐待の文献的及び臨床的研究（その1）児童虐待の行動療法の文献的研究。国立肥前療養所研究業績年報第10号（平成8年度），pp.69-70
（3）奥山眞紀子（1999b）性的虐待・性被害を受けた39例の子どもに関する検討。平成10年度厚生科学研究（子ども家庭総合研究事業）報告書（第5／6），PP.333-341
（4）Marjorie Smith & Arnon Bentovin; Sexual Abuse Child and Adolescent Psychiatry. Third Edition. pp.230-251

コメント1　性的虐待の臨床

本間　博彰

　まず第1に述べたいことは，驚きと希望である。この報告は虐待の臨床に関わる私たちに多くの驚きと希望を与えてくれる。
　1つは，性的な虐待を受けた人たちがこの報告で述べられているような細い糸でもたどるかのような道筋を通って解決を求めているそのあり方である。ささやかなと言っては失礼に当たるだろうが，不眠や動悸，不安感などといった精神症状や身体症状をほんの少しだけ口にしながら治療者の人間性を確かめながら性的虐待からの回復に取り組もうとする道筋を，臨床家は改めて心に留めておかねばならない。筆者の臨床のすばらしさを物語るだけでなく，傷を心の中に深く押し込めた人たちのヘルプの出し方についても学ばされる。
　第2点は，性的虐待は表面に上がりにくいと言われているが，実態は相当数に上ることが示されていることである。たとえ女性が開業している精神科クリニックだとしても，三十数名の性的被虐待者が受診者として訪れていることの意味は，性的虐待の被害者がいかに数多く潜在しているかを証明しているようなものである。
　第3点は，開業精神科クリニックという，多分煩雑で忙しい中で，すばらしい臨床をしているという点である。この報告で検討されているいくつかの対応策は，筆者の豊富な臨床経験を考察したもので，私たちがこのような方々の援助や治療を行う上でとても有益な道しるべとなるであろう。児童虐待や性的虐待が世間の関心を引くとともに，欧米の理論やテクニックが先陣争いのごとくに紹介翻訳される時代にあって，私たちは紹介される理論やテクニックの華々しさに目を奪われ，患者が見えなくなっている

感もある。読者は，患者に添いながらていねいにかつ地道に臨床をする事の大切さを改めて気づかされることであろう。

　この報告は，外来精神科クリニックを受診した34名の性的虐待の治療経験をもとに，性的虐待の実態と臨床上の対応の要点および工夫点について述べたものである。本邦において現在までに治療実践をベースにして性的虐待についてこれほど具体的にかつ包括的に述べられた報告は初めてであろう。

　何らかの援助を求めてくる性的虐待の被害者に対して，私たちはどのように関わればいいか。この，なかなかに難しい関わりに対してこの報告は多くの答えを出してくれているように思う。筆者は治療とはいわず，対応といい，自分の臨床を謙虚に語るが，こうした謙虚さや繊細さが性的虐待という想像を絶するほどに傷ついた人たちに対する基本的な姿勢となるのであろう。治療という表現を用いることそのものが配慮を欠くことになったり，ときには暴力的であるのかもしれない。ともあれ，性的虐待の被害者を前にして，臨床家はこの事実とどのように関わり合うかをめぐって困惑し葛藤するのが一般的であろう。筆者は特に重要なポイントである，「いつ語ってもらうか，どのように聞くか」「孤立感を減らすようないくつかの援助の工夫」「同居人との関係を援助する」「児童思春期の女子で性的虐待を受けている症例は周囲に気づかれにくい」「子どもは性的虐待を受けている事実を言っても助けてもらえないと思っていることがある」「周囲が戸惑うような子どもの行動への対応」「子どもは抑うつ感，自己卑下感をもち，自分にも責任があると考えている」「虚言と考えられるときの対応」という8つのポイントについて考察している。これは性的虐待の臨床にたずさわる臨床家にとって，大変参考になるプリンシプルとなる。

コメント2　性的虐待の臨床

岩田　泰子

　ここには性的虐待の多いこと，その被害者が成人後もどんなに苦しんでいるのか，そしてその人たちへの援助の方法について，たくさんの肝要な点が鋭い洞察のもとに，きめ細かく，あたたかく，静かに語られている。性的虐待のケースを前にしたときに非常に役に立ち，治療者の力になる内容である。ケースは過去に性的虐待を受けた女性であるが，その人たちの当時の気持ちやずっと抱き続けてきた思いが述べられていて，思春期のケースの理解や対応についても学ぶことができる。最近は性的虐待の存在が以前に比べて世に知られるようになったが，医者や教師，保母，児童相談所や福祉機関，警察署などの職員にも認識されていない面もある。医療機関へはめまい，動悸，頭重感，腹痛，吐気，食欲不振，不眠，不安感，ボーとする，不登校，などで訪れ，ただ涙を流すことも特徴的である。また小学校高学年からの繰り返す家出は性的虐待によくみられる。筆者も述べているように，家族に性的虐待の話をしても，信じてもらえず助けてもらえず，辛い思いをしている子どもが，各種の機関にも嘘または妄想またはファンタジーとして扱われて傷つくことも多い。経験のない人の場合，まさか，嘘ではないだろうかと思うことは自然なことかもしれない。しかし性的虐待の知識をもつ前述した医師他の関係者にも事態の否認は起こるとみられる。性的虐待の事実を告白され驚きうろたえることは望ましいことではないが，無理のないことであり，正直にそのことを話して相談にのることにより，援助がすすむこともある。たいしたことではないとか（これは励ますつもりでいわれることもあるようだが）本当なのかと疑うことは，子どもの心を傷つけ閉ざさせる。子どもから最初に直接告白された人の態度が

その後のケアに深く関連すると考えられる。

　性的虐待と定義されるケースにおいても，虐待者との関係によって精神的な影響はちがってくると考えられる。筆者のいうように実父によって虐待された子どもは日常的にも完全に支配され（もちろん母も家族もその下におかれている），心理的虐待をうけ，父の要求に従わなければ身体的虐待もうける。母は子どもを守ることができず，場合によっては子どもを非難し，子どもは保護されるべき両親から虐待をうけたことになり，人格形成への影響は計り知れない。実父からの性的虐待は乳幼児期に始まるケースもあり，これはもちろん身体的虐待でもある。多くのケースでは虐待は同胞に及び，虐待された子どもは保護されても，父母が共に暮らしている間は心は傷つき続ける。私のささやかな経験では家族の中に知的障害者（児）や精神障害者（児）をかかえるなど多問題のあるケースが少なくなく，初期の家族への治療的，ケースワーク的対応は重要だと考えている。

　筆者は性的虐待をうけた子どもの特徴的な行動とその意味と対応についてていねいに述べ，読む者に方向を示してくれる。私は性的虐待の渦中から飛びだしてきたばかりの子ども，保護されてもなお家族の混乱に巻き込まれている子ども，施設で適応できない子ども，精神病も疑われる子どもなどと接しているが，そのほとんどの子どもが自身の性的虐待について，知り合ったばかりの人にも話してしまうという体験をしている。定期的に面接を行っても，人や場所をかまわず突然その話を口にして，わかってもらえなかったと傷ついてしまう。彼女らの傷はむき出しに近く，そのうえいつでもフラッシュバックが起こりえる状態であり，自らを罰するためにその傷口を痛めつけているようにさえみえる。周囲の子どもに話してしまう場合もあり，事情を知った複数の大人がいつでも短時間でも話を聞く体制をとって対応している。しかしそれにしても筆者が述べているように虐待の話をきくことは家族はもちろん治療者も大変に傷つく体験である。人は傷が大きかったり，深かったり，長く続いたりすると，否認や怒りがおこり，無気力，絶望，無感動におちいる。それは被虐待児や虐待した人，

その兄弟の感ずるものと共通する部分があるのだろう。虐待ケースにかかわる者はその傷を癒す手だてをもっていることが望まれる。この論文はその意味でも読む人の心を癒す作用をもつものである。

座談会

児童養護施設に入所した被虐待児との関わり

出席者 佐藤冨美子・塩原古都美・野原良枝＊（唐池学園）
　　　　　島崎智子＊・高桑しおり・前田善重（三春学園）
　　　　　笠井美知子・若林綾子（白十字林間学園）

企画・編集　岩田泰子・太田珠実（神奈川県立こども医療センター）

＊印は司会者を兼ねる

○こどもと接する上での悩みや苦労や工夫
○施設内での職員のサポートシステム
○他機関との連携
○その他，今一番苦労していること

司会：上記の内容をふまえて話していただきたいと思います。

　A：この仕事に就いて3年目です。1人で8人の子を見ています。その中に性的虐待を受けた子や生ゴミを食べてしまう子もいて日常の細かい関わりをどうしたらよいのか悩んでいます。生ゴミを食べてしまう子は，普段はしっかりしているんですが，ずっと見ていると変だと分かる。でもなにが変かうまく言えず他の人に分かってもらえない。IQ53で養護学校通学中なんです。母も思春期発症の精神病らしいと聞いています。高校入試やそれを機会に家に引き取られるかもしれないという話がでた時から生ゴミを食べ始めたんです。それはストレスだったのか？　と思っています。

　B：現在小3の身体的虐待を受けた男の子で，苛々すると，いじめや暴力に出てしまうんです。その一方で，とても優しい面もあるんですけどね。デリケートで傷つきやすいのはわかるんですが，感情の出し方がひどくて。その子にとって外に出すのは良いことなんですが，ほかの子どもにとっては暴力はつらいので，職員が止めざるを得ない。どのようにして，今後関わっていったらよいのかわかりません。その他，寮の決まりを守れないわがままな子に対して，集団生活の中でどう接していけば良いか？　その子のペースを守れば平和だがそうもいかないし。担当者にわざと背を向け，職員がいらつく事しか，しない子もいる。どう気持ちを整理すれば良いのか一瞬，耐えられなくなる。お返しに無視したくなる。その子への言葉かけにも迷う自分がいる。自分自身の葛藤をどう処理したらよいのか悩んでいます。

　C：6歳の男の子で自分の興味のあることだけしているわがままな子。自分をだせることはいいことと言われていますが，集団の中でどこまで受け入れていけばいいのか？　今までは甘えとわがままが多く，こちらの言

う事が入っていかなかった。関係を作りたくとも，私が受け入れられているという自信もなくて。月に一度，児童相談所へ通所し始めましたが，これは１対１で出かけられる良い機会になりました。一緒に電車の外を眺めたり，貴重な時間となっています。半年程続いていますが，やっと私の言葉に耳を傾けてくれるようになりました。今後小学校に入るにあたり，どう関わっていけば良いのかと考えています。

　Ｄ：心理的虐待を受けた中３の女の子で，母は精神科通院中です。小学校低学年の頃から自分の裸を写真に写したり，自分の身体に火をつけたりし，入所となりました。入所後１カ月たたないうちに盗みをしました。それをストレートに返して良いのかという迷いがあり，２～３カ月様子を見てまとめてその子に返してみました。欲しかったのと嫌な事をされたからやったと認めたんですが，同時に本当の自分ではない自分がやった。多重人格だとも言い出しました。人間関係のもちかたでは自分の気持ちが相手に伝わらないといって，いつもいらだっていました。端から見ていると，その子がその事にこだわることで問題が大きくなっているんですね。自分の思うようにいかないと自傷行為をしてしまう。このような状態は未だに続いていますが，それでもしだいに自分の気持ちを小出しにできるようになってきました。２カ月に一度児童相談所通所，何カ月かに一度児童相談所ケースワーカーと医師をまじえてカンファレンスをしています。家庭のつながりとして月に一度父親との面会ができるようになり，母とも会えるようになりました。現在時間をかけて家族全体に関わっています。

　Ｅ：現在中１の子で，対人関係に問題があって，相手との距離のとり方が下手なんです。学校でのトラブルが絶えず，その子は疎外感を常にもっています。小さい子としか遊べないのですが，地域の小さい子の家に行き，殴ってしまい学園に連絡が入ります。生活の中で自分がいつも否定されていると思っているんです。ちょっとした注意をしてもパニックを起こし，足を踏みならしたり，エスカレートすると自分の身体を噛んだり壁に頭を打ちつけたり自傷行為が出てしまう。関わっておさまる訳でもないが，放っ

ておくと，30分から1時間近く続くんです。小5の時であれば，落ち着くまで抱きしめてあげることもできましたが，中1だと身体も大きく，押さえることもできません。異性ということもありできる事とできない事があるんです。

F：この子は，7人兄弟なのだけど，そのうち3人死亡しています。1人は虐待死です。

E：子どもと接していて，感情的になっている自分をどうしたら良いのか？ その子の将来を考えると何もできてないと無力感にさいなまれます。耐えきれなくなるんです。職員も虐待する親のように，子どもとうまく付き合える時とダメな時があるんです。自分の対応に不安を感じます。また，親との対応も苦労してます。

B：先輩職員に子どもを「放っておいていい」と言われますけど，初めのうちは何を放っておいていいのか分からないし，放っておけないんです。しかし，経験するにつれて何を放っておいてよいか少しずつわかってきました。

G：身体的虐待の小5の男の子。3歳上の姉と家出を繰り返し保護され入所しました。人間関係がうまくとれなくて，学園の生活の中や心理の人の前では素直でいい子ですが，地域に出て同年代の中に入ると自分が父親にされたことをしてしまうんです。ちょっとした事を言われると蹴ったり殴ったりします。40～50発も殴ってしまいます。学校の教師に対しても脅したり反抗的な態度をとったりするため，毎日学園の職員が付き添っているんです。初めは，授業中も付き添っていましたが，今は休み時間だけ付き添っています。その子は父親に対して拒否感があるんですが，母親には会いたい気持ちが強いんです。結局外泊しても父親に暴力を振るわれイライラして帰ってくることになります。良くなってきても外泊することでまたもとに戻ってしまうんです。

もう1人は高校生で，実父より性的虐待を受けた女の子です。母親は知的障害があります。この子は自分から家を出て入所してきたんです。学校

には通ってたんですけど，異性との間に問題があって，たとえばテレクラに電話して男性をかけもっても罪悪感がないんです。就職すると退所になりますがこのまま社会に出して良いのか？　社会に出たら，児童相談所や，施設と切れてしまうが，今後のサポートはどうしたら良いのかと悩んでいます。

　司会：今までの中から，施設の決まりを守らせなければならないという事について，普通の家庭ならできるのか，それとも施設だからできないのか？　やはりその子にとって一番大切な事は何かと考える柔軟性が必要だと思うんですけど。

　D：この仕事に就いて4年半です。今までのお話を聞いていて自分ができない時には人にお願する事や，その子に一声かける事が必要と思っても，仕事やルールにとらわれて，言えない時があります。自分の性格もこの仕事に果たして合っているのか不安になります。このルールは子どもにとってどうなのか，自分にとってどうなのかと考える事がある。

　H：あまり細かいルールにとらわれないで，今は風呂も学校も行かなくても良い，と思う時期があってもいいのよね。ゴタゴタを起こして自分に関わって欲しい子もいるだろうし，食べる事で気持ちが落ち着くなら，それでもいいかと思う。子どもによって，周りが決めてあげた方が良い場合と，わりと自由にさせた方が良い場合があると思うんです。「こうあらねばならない」と当てはめないで，おおらかにみていくことが大切だと思う。

　F：大変な子や，カウンセリングが必要な子が多くなり，施設内に心理職を置けるようになりましたが，私の経験からいうと通所時の1対1で過ごす時間が大切だと思います。生活の場から離れた所で私たちが医師に話や悩みを聞いてもらう事で救われる部分が大きいんですよね。施設内でできない時には，専門家に任せるというくらいの気持ちでないとなかなかやっていけませんよね。

　I：話を聞いていると結構重いんですね。自分自身との闘いの部分が大きいのではないかしら。うちは複数担当制で見ています（1ブロック保育

士6人，指導員1人で，子どもは23〜24人。だいたい1人で4人の子どもを見る）。子どもと接する時間が少なくて楽だけど，個人対個人の関係は作りにくいかもしれません。もちろん担当者との関係づくりはしていきますけど。虐待の子の場合では，1対1を求めていても逆に1対1を苦手としている子が多いように思うんです。複数担当制は，子どもの方も楽なようにみえることがあります。

F：うちは，2歳から高3までの男女が縦割りで1つのグループになっています。職員は男女2人でみています。男の人も同じように弁当作りから洗濯，掃除，2歳児のおむつをかえるなど全く同じ仕事内容です。男の人にとったら大変でしょうね。

E：職員も男女いれば，お互い異性からの意見として話し合えるから良い事もあります。

B：幼児担当は3人でローテーションしています。学童寮は基本的には1人で担当，1人で8人の子どもを見ます。年齢が高い男の子の場合は男子寮に移動します。

司会：トラブルや悩みの相談は誰にしているの？

B：保母さん同士が多いですね。月に1度問題のあるケースのカンファレンスが開かれます。担当者として尊重される部分はありますが，小さな印象までは伝えきれないために理解されない部分が大変です。やっぱり仲間が一番相談しやすいですね。

D：話しやすい人に話しても，お互い愚痴に終わってしまいます。仕事の上でとなるといないし，時間もない。ローテーションも合わない。部屋がいくつかありますが，違う部屋の人だと話も合わない。心のよりどころとなる人と話をしたいけど，時間が合わないんです。

C：私は先輩に聞いてもらっているわ。ちょっとした言葉で見方をかえることができたんです。大勢いるから誰かの一言で救われることがあります。今は気持ち的に楽です。かわいがれないと相談したところ，「あの子，笑ったところがかわいいよ」と言われ，見方がかえられたんです。

H：やはり，職場の人間関係が大切ですね。若い人だと「先輩がどう思うか……」なんて考えているのが一番疲れると思う。経験の長い人なのだけれど，「もう頭に来ちゃった。耐えられない！」って言ってたことがありました。でも，そういう風に言える関係が大事ですよね。

F：やはり，長い経験からみると，チームワークが一番だと思います。何でも言い合えたり，分かりあえる事で救われます。

A：1年目だと，何をして良いか全く分からなくて，日常におわれてしまい，いつ辞めようかと考えていました。子どもと関わる人がむしろ医師や治療者と話をする必要があると思います。

I：気分転換のためにも，外の機関を利用する事は大切ですね。病院・児童相談所・情緒障害児通級施設など，社会資源を利用する事が大切です。行った先で職員も話を聞いてもらうのがすごく助かります。

H：虐待の子と母が通う道々が大事なのだと思います。保育士も同じでしょう。通う途中で，手をつないだり，同じものを見たり食べたりすることに意味があります。施設の担当者がスーパーバイザーというか，外部の人と話し合ったりする事は必要だと思います。担当者が1人で全部やらなくてはと思うと大変です。怒るのも自分だし，甘えさせるのも自分だと苦しくなります。チームで関われば，子どもの方も相手を選べる。この人とうまくいかないとあの人に行こうなんて……。ある人に良い面，別な人に悪い面を見せてくる事があります。そのような時期は職員複数で見ていると子どものいろいろな面が分かるし，それを，みんなで受け止めていければいいのだという安心感がもてます。

G：こちらがいきづまった時，心理士や医師からちょっとした見方を教えてもらうと，とても助かります。また，その子とコミュニケーションのとれている心理士やケースワーカーは，人事異動で担当を代わってほしくないですね。代わっていいケースもありますけど。（笑）

F：うちでは週1回ケース会議を行っています。また，仕事が片付いた夜遅く，職員室にみんな集まり，記録を書きながら親や子どもに対しての

思いを出し合う時間になっています。つい殴りたくなる気持ちなど，本当はサンドバックを置いておきたいくらいなのだけど……。発散する場がとても必要なんです。それと，職員の心のケアとして。私がカウンセリングを受けたいと思っています。仲間同士言いたい事を言い合い大声で笑いながら自分を取り戻してくる時間でもあるんです。

　このところ世の中「虐待」と騒がれて，すぐ機関に引き上げられてどんどん入所してきます。児童養護施設もそんなに受け入れ体制がない。被虐待児がどんなに手のかかる子どもか，その子1人のために周りの子どもの平穏な生活が乱される事を知って欲しい。職員の勉強時間の確保も難しい。保育士養成過程の専門学校，短大での勉強だけで養護施設で働くのは大変です。

　E：被虐待児を受け入れるのは子どもたちも職員も大変です。今いる子の生活も大切にしたい。しかし，目の前に虐待された子がいればみていきたいとも思いますが，今の勢いで親からの分離だけを考え，その後の事を考えず受け入れていくのは不安です。

　F：性的虐待のフラッシュバックがいつおこるか分からない。性的虐待を告白する場所もない。児童相談所は施設に入れたら終わりとみているようですが，児童養護施設だけでカバーできません。施設から出た後のフォローを誰がやってくれるのか？　また，利用できる機関がどこにあって，どう利用できるのかの情報がありません。

　F：研修システムのありかたも大切です。施設職員は話を聞いてもらうだけで，話すだけで楽になるんです。

　E：子どもがかわいいと思えなくなる自分もいます。追い詰められると自分がこの子をみていて良いのか？　と思ってしまうんです。休みをとって気持ちを切り替えてと頭で分かっていてもできない自分がいる。自責の念にかられるんです。自分がこの先もっともっと追い詰められたり，この状況が繰り返されていくのかと思うと自分も潰れ相手も潰してしまいそうで恐いんです。

I：子どもが嫌いな時はしょうがないと思う。しかしいつか好きになる時がきます。これは本当に不思議でおかしいのだけどそう思う時がくるのよ。だからどんなに大変でも，いつかいつかその時期がくると思うとやっていける。ただ，転勤という制度があるのだけど，長い目でみていかなければいけないのに転勤はすごく困るんです。

F：若い時は自分を責めてしまい，子どもとうまくいかない時，もがき悩んで苦しむ時があるんです。私たちもそういう時を乗り越えてきています。乗り越えて見えてくるものがあるのですね。子どもって変わるのだなあと思えるようになります。時間も必要です。

J：今日はどうしてもこの子と離れていたい時，複数担当制だと，その日の担当をはずしてもらったりする事ができます。そうしてしばらく離れる事で自分の気持ちを整理したり，その子のことを客観的に見直す事ができたりもするんです。もうどうしようもない時はカンファレンスを開くのだけど，その中で，被虐待児をみていくという事は大きなプールに水を一滴一滴ためていくようなものだという話を聞いた事があります。

F：子どもとのやりとりは薄紙を剥ぐようにやりとりしていく繰り返しなのでしょう。年月が経ってわかることがあります。

I：虐待のケースだけではなく，関係は積んだと思っていても積まれていなかったりという事があります。さっきのプールの話じゃないけど水が貯まっているかと思えば日照りで乾いていたり，大雨が降ってたくさん貯まる時もあったり，あら，でも屋内プールだったらだめね。

H：やっぱり屋外でしょ。日照りもあって，大雨もあり，風が吹けばゴミも入る。いろんなものが入るから良い。関係は屋外がいい!!

H：虐待の親にいろいろいわれたりした時など自分が被虐待児のような気持ちになる事があります。また逆に親の気持ちになる時もあるんです。

F：自分が感情的になる時もあります。私も弱い人間だから怒りくるってしまう。また，虐待を受けた子どもは挑発がうまい。自分との闘いですよね。

H：自分の中に仕事とは別にいろいろな気持ちがあって，そういうものを芋づる式に引き出される事があります。どちらかというとそれはいやな感情なんだけど，それも人間だからいいのかと思います。

I：その場は怒っても「あれさえ言わなければ良かったなあ」と後でその気持ちに気づければ良いのではないでしょうか。どうしても大変な時は外の機関にお願いすることも大切だと思います。

司会：そろそろ時間もわずかとなってきましたが，どうしてもこれだけは言いたいという方いますか？

I：担当者が複数の場合，うまくお互いを補えると良いのですが，叱る役まわりばっかり……となることもあります。人が多くなればなるだけ大変です。1人だと逆にそれをすべてできるので，やりがいはあるけれど，すべてが自分にかかってくることになり重たくなります。

司会：施設内の問題，運営上，機能上の問題などを抱えている養護施設がいかに多いか，最近の一連の新聞報道で改めて感じました。そんな事を言って内部で揉めている場合じゃないでしょと言いたいですね。子どもたちに何かをしてあげたいと入ってくる若い人たちは子どもの事で苦労する事など当然の事だとこの仕事を選んだはずです。そんな仲間たちの大きなつながりの場作り，勉強会作りをしていきたいものですね。

岩田：今のお話を聞いていると，改めて現場の大変さを感じました。そして，それにもまして子どもたちに対する愛情がひしひしと伝わってきました。若い方が多いし，専門職としてだけでなく一人の人間として向き合っている姿にうたれました。

それが基本だと思います。

また，人的，経済的問題が多いことがよくわかりました。養護施設では，予算もないところで頑張っている。職員を増やすなども含め，経済的な支援が必要ですね。

被虐待児や重い問題をもった子どもを見ていると，職場の人間関係が問われることもあります。場合によってはぎくしゃくする事もでてきます。

職場の人間関係やケースについても，今ここで何が起こっているのか，率直に話し合うことでいろいろなことが見えてくると思います。

　専門職として学習，研修をすることや，自分にわきあがってくるさまざまな気持ちの整理をしなくてはならないでしょう。一般知識のみならず，個別のケースを取り上げ，実際の関わりについてていねいに検討し，お互いが意見を交わすことが大切。カンファレンス的なケース研修の形の勉強会で学ぶと，役に立つと思います。

　子どもに関わる人たちの生い立ち，整理しきれない個々の気持ちなど，虐待の子とつき合っていると苦しくなり，自分自身について見つめ直し，考え込んでしまうことがあります。すべての人が自分自身の気持ちをケアする必要があり，そのような点も学習や研修の中に入れていくと良いでしょう。

　子どもに関わる人は，生きる上での技術と共に，人間としてなにが大切なのかを伝えていくことが重要でしょう。それは，子どものその後の人生を切り開いていく糧や土台，になるのではないかと思います。

　集団の中で，子どもを見ていくと，個人としての関係ができにくいことがあります。チームで関わる事は大事ですが，その子どもに合った個別な関わりを通して，その子が固有の体験を積み重ねられるようにしたいと考えています。

おことわり

　話し合いは，プライバシーの問題もあり，発言順にＡ・Ｂ……とさせていただき，また，細かい点でのやりとりなど活発でしたが，紙面の都合で割愛いたしました。そして，生の感覚的表現を大切にしたいと思い，やや不適切な所があるかもしれませんが，そのまま載せさせていただきました。

あ と が き

　6つの論文と1つの座談会について，編者の2人で各々コメントをつけさせていただいた。はからずも本間先生がその症例に特徴的に出てくる虐待ケース全体の問題点について，筆者がやや立ち入った内容について感想や私見を述べる形となった。ケースについてはプライバシーの観点から手が加えられている。

　このうち3つの論文は主に親へのかかわりを中心に，性的虐待では成人例を中心に論じていて，子どもへのかかわりを論じたものは2論文であった。親の治療やケアが少ないといわれているが，親のニードがある場合や援助を拒否しない場合は，道は開かれるようになってきたと思われる。施設入所を必要とする，またはそれに至る中度から重度のケースは，親とのかかわりをもつことがむずかしく（もちろん初期からの対応がうまくゆかなかった結果の入所もあるだろうが），入所してしまうとかかわりがほとんど途絶えてしまうことが問題である。そのようなケースでは子どもの治療も外来や通所で継続することがむずかしく，入所すると施設だけでかかえることになり治療に結びつくことが少ない現状であると考えられる。

　児童虐待と定義されるケースは，共通する点も多いが，虐待者と被虐待者の関係，虐待の発生前の安定した依存関係の有無，虐待の程度，心身の病気や障害の有無，虐待者の状況などによりケースごとに違っている。初期にケースの把握と見立てのためのカンファレンスを行うことが有用である。虐待ケースの治療はいわゆる治療者だけが行うものではない。緊急介入の時でさえ，親と激しく対立したとしても，それは治療的な流れのなかの1つの出来事と位置づけられよう。

　児童虐待は，人の内面の問題，生い立ちや性格，整理されていない気持

ち，未分化な感情などが，家族の病理，地域社会のあり方など外的な問題と相呼応したときに起こると考えられる。したがってケースへの理解，援助，治療はその両面からの視点やアプローチが必要である。

　虐待する人の内面の問題は一様ではない。子どもを悪い自分自身の一部として傷つけたり，自分の無能を証明する存在だとして拒否したり，夫や自分の両親などへのマイナスイメージを投影したり，自分を脅かす存在を投影したりする。現実認識に歪みがあったり解離がみられることもある。そのような状態に至るまでにはさまざまな苦労があったはずである。虐待された子どもにも同様のことが起こる。

　虐待する人やされた人の治療は，怒りや喜び，哀しみの気持ちを表出し，他者と共にそれを受けとめていけること，自分で考え自分で行動する良い自己を認識できるようになることであるが，それはまず自分が受けいれられているという実感もしくは予感があってはじめてすすんでゆく。

　生後間もなくから虐待された子どもは食事，睡眠，排泄など生存するための基本的なことが脅かされていたため，外界や自己の認識に歪みや混乱が認められる。また虐待は身体的，心理的，養育的，場合によっては性的に重複し，繰り返されるため，子どもはその年齢にふさわしい課題を達成していない，または誤って獲得している。そのような虐待の中核群ともいえる子どもたちには，乳幼児期に遡った治療の必要性がでてくるのであろう。

　虐待した人やされた人は，人や物事にいろいろな側面があることを認識しにくい。対象を一部分だけでしか理解しない傾向がある。その点からも，初期対応，緊急介入，長期的ケースワーク，親への対応，親の治療，子どもの日常のケア，子どもの狭義の治療を連携をもって別々の機関や人が行う必要がでてくる，またその方が有効であることが多い。今後は個人精神療法，グループ療法，教育プログラム，自助グループなどや養護施設，情緒障害短期治療施設，自立支援施設，母子入所治療施設をその親子の状態に合わせて選択できるようになることが望まれる。

また，虐待された子どものケアや治療をする人は，先に述べたようなさまざまな問題に出会うわけであるが，子どもの状態の理解とともに自らのやっていることの意味を理解する必要がある。適切なこと，すばらしいことをしていても不安になったり，何もできていないと感じていたり，またその逆もあるだろう。同僚との話し合いが基本であるが，外部の人とのカンファレンスやスーパーバイズをうけることも効果がある。教えや指摘や指示をもらうだけでなく，どのようなことが起こっているのかをわかることが大切であり，わかってもらうことも大切である。虐待ケースにかかわることは，それだけで深く傷つくといえる。かかわる者のサポートグループやサポートシステムが必要である。

　児童虐待はなんといっても予防が第1であり，予防には今起こっている児童虐待のケースワークや治療をしっかりとして虐待の世代間伝達を防ぐことと，そこで得られた知見をもとに周産期から母子への援助をすること，さらに子どものころから広い意味での性教育によって人を大切にする心を養うことがある。そして社会全体から暴力をなくすことはいうまでもなく，弱いものを大切にし，スムーズにいかないことを切り捨てず，悲しいことからも目をそらさず，悲しみの気持ちを共にうけとめていけるような精神的な土壌の育成が望まれる。

　本書で述べられた症例は，いずれもケースと治療者の間に精神的なつながりができ，全体として良い方向に向かったケースであり，すべての症例がこのようにいくとはいえないであろう。そしてまた，問題は次々に出てくることであろう。しかし本書をまとめるにあたりケースの経過と考察の読み返しをするなかで，私自身は癒され，励まされた。

　本書を児童虐待にかかわる人たちが読まれた時に，疑問や批判も含めて，各々の現場でなんらかのヒントやケースへの了解が得られたり，かかわる人たちの心の動きを理解したり癒すことに役に立てれば幸いである。

2001年1月23日

　　　　　　　　　　　　　　　　　　　　　　　　岩田　泰子

編者略歴

本間　博彰（ほんま　ひろあき）
1950年　静岡県に生まれる
1978年　弘前大学医学部卒業
1982年　弘前大学大学院医学研究科修了
1982〜1983年　むつ総合病院精神神経科勤務
1983〜1988年　弘前大学医学部精神神経科勤務
1988〜2001年　宮城県中央児童相談所勤務
2001年〜　宮城県子ども総合センター勤務
　　　　　同時に宮城県中央地域子どもセンター（旧宮城県中央児童相談所）勤務兼務
専　攻　乳幼児精神医学，児童精神医学

岩田　泰子（いわた　やすこ）
1949年　千葉県に生まれる
1973年　千葉大学医学部卒業
1973〜1976年　東京大学医学部附属病院分院小児科勤務
1976年　県立神奈川こども医療センター精神科勤務
専　攻　児童青年精神医学
著　書　子どもの精神療法（共著，岩崎学術出版社）
　　　　摂食障害（共著，岩崎学術出版社）
　　　　児童虐待―児童青年期精神障害（臨床精神医学講座11巻，中山書店）

執筆者略歴（執筆順）

猪又　初恵（いのまた　はつえ）
1958年　山形県に生まれる
1982年　日本女子大学文学部教育学科卒業
1992年　宮城県中央児童相談所心理判定員（嘱託）
1997年　宮城県名取市障害児相談員（嘱託），現在に至る
　　　　臨床心理士

田中　康雄（たなか　やすお）
1958年　栃木県に生まれる
1983年　獨協医科大学医学部卒業
　　　　旭川医科大学精神科神経科研修医
1984年　旭川医科大学精神科神経科助手
1992年　北海道立緑ケ丘病院医長
2002年　国立精神・神経センター精神保健研究所
専　攻　児童青年精神医学
現　在　日本児童青年精神医学会評議員
　　　　北海道子どもの虐待防止協会副代表
　　　　子どもの虐待を考える会相談役
著訳書　ボクたちのサポーターになって!!（共著，山洋社）
　　　　ブレーキをかけよう1，2（共訳，山洋社）
　　　　おとなのADHD（監修，ヴォイス出版）

福地由紀子（ふくち　ゆきこ）
1959年　鳥取県に生まれる
1979年　静岡県立厚生保育専門学校卒業
1979年　国立療養所静岡東病院
1985年　神奈川県立こども医療センター
1990年　同医療センター退職
　　　　同医療センター復職
現　在　同医療センター精神療育部第1看護係
著　書　こどもの今（共著，看護の科学社）
　　　　子どもの心の危機「被虐待児」　小児看護
　　　　児童虐待―家族への理解と援助―　安田生命社会事業団 Vol.34

村瀬　修（むらせ　おさむ）
1949年　静岡県に生まれる
1975年　名古屋大学経済学部卒業
　　　　静岡県庁に就職後，土木部などを経て
1981年　静岡県西部児童相談所（児童福祉司）
現　職　静岡県西部児童相談所育成スタッフ主幹
著　書　子ども虐待―その発見と初期対応　改訂版（分担執筆，母子衛生研究会編）

藤田美枝子（ふじた　みえこ）
静岡県に生まれる
東京女子大学文理学部心理学科卒業
情緒障害児短期治療施設セラピスト
知的障害児施設児童指導員を経て
現　在　静岡県中央児童相談所心理判定員
論　文　養護性を背景とする不登校の事例（厚生省事例集第25集）
　　　　施設入所中に児童相談所への通所治療を試みた被虐待児の一例（心理臨床学研究，第16巻1号）

佐藤千穂子（さとう　ちほこ）
1948年　三重県に生まれる
1971年　立教大学文学部心理学科卒業
1971年　北里大学病院医療相談部に勤務
1972年　北里大学病院精神神経科に勤務
1995年　北里大学医療衛生学部講師を兼任，現在に至る
訳　書　グループワークハンドブック（共訳，岩崎学術出版社）

益本　佳枝（ますもと　よしえ）
1976年　同志社大学文学部心理学専攻卒業
1976～1978年　大阪市立大学医学部神経精神科心理士
1985年　佐賀医科大学医学部卒業
1985～1989年　佐賀医科大学医学部神経精神科医師
1989～1995年　国立肥前療養所医師
1995年　クリニック開業

| 検 印 |
| 省 略 |

思春期青年期ケース研究 8
虐待と思春期

発　行	第 1 刷　2001年 5 月16日
	第 2 刷　2003年 1 月10日
編　者	本間　博彰
	岩田　泰子
発行者	山内　重陽
印　刷	新協印刷㈱
製　本	㈲共伸舎
発行所	岩崎学術出版社
	東京都文京区小日向 1 の 4 の 8
	電話　代表（3947）1631

2001年　岩崎学術出版社Ⓒ　乱丁・落丁本はおとりかえいたします。

ISBN4-7533-0101-X

■思春期青年期ケース研究
編集・思春期青年期ケース研究編集委員会

本シリーズは思春期青年期全般，精神医学，臨床心理学の領域で，多様なケースを詳細に取り上げ，臨床に携わる方々に若者の心の臨床を生の姿で伝えるものである。

第1巻　**摂食障害**
　　　　小倉清・狩野力八郎責任編集
第2巻　**境界例**——パーソナリティの病理と治療
　　　　牛島定信・館直彦責任編集
第3巻　**不登校と適応障害**
　　　　齊藤万比古・生地新責任編集
第4巻　**感情障害とリズム障害**
　　　　樋口輝彦・神庭重信責任編集
第5巻　**女性と思春期**
　　　　中村留貴子・渋沢田鶴子・小倉清責任編集
第6巻　**身体化障害**
　　　　成田善弘・若林愼一郎責任編集
第7巻　**学校カウンセリング**
　　　　井上洋一・清水將之責任編集
第8巻　**虐待と思春期**
　　　　本間博彰・岩田泰子責任編集
第9巻　**暴力と思春期**
　　　　生島浩・中村伸一責任編集

■以下続刊
　　　　初期分裂病　中安信夫・村上靖彦責任編集

■思春期青年期ケース研究編集委員

小倉　清				
乾　吉佑	井上　洋一	岩田　泰子	牛島　定信	生地　新
笠原　敏彦	狩野力八郎	川谷　大治	神庭　重信	北西　憲二
齊藤万比古	坂口　正道	渋沢田鶴子	清水　將之	生島　浩
高橋　俊彦	舘　哲朗	館　直彦	堤　啓	中村　伸一
中村留貴子	中安　信夫	成田　善弘	樋口　輝彦	本間　博彰
溝口　純二	村上　靖彦	守屋　直樹	若林愼一郎	